Helena Hidengwa

Partos domiciliários versus partos hospitalares na parte noroeste da Namíbia

Helena Hidengwa

Partos domiciliários versus partos hospitalares na parte noroeste da Namíbia

ScienciaScripts

Imprint

Any brand names and product names mentioned in this book are subject to trademark, brand or patent protection and are trademarks or registered trademarks of their respective holders. The use of brand names, product names, common names, trade names, product descriptions etc. even without a particular marking in this work is in no way to be construed to mean that such names may be regarded as unrestricted in respect of trademark and brand protection legislation and could thus be used by anyone.

Cover image: www.ingimage.com

This book is a translation from the original published under ISBN 978-620-2-31863-1.

Publisher:
Sciencia Scripts
is a trademark of
Dodo Books Indian Ocean Ltd. and OmniScriptum S.R.L publishing group

120 High Road, East Finchley, London, N2 9ED, United Kingdom
Str. Armeneasca 28/1, office 1, Chisinau MD-2012, Republic of Moldova, Europe
Printed at: see last page
ISBN: 978-620-8-10434-4

Resumo

A frequência de consultas pré-natais durante a gravidez e o parto em estabelecimentos de saúde por parteiras qualificadas demonstraram reduzir a incidência de morbilidade e mortalidade materna e neonatal. Apesar dos esforços do Governo da Namíbia, através do Ministério da Saúde e dos Serviços Sociais, para promover o parto nas unidades de saúde por parte das mulheres grávidas, muitas mulheres ainda dão à luz em casa, o que resulta numa elevada mortalidade e morbilidade materna e neonatal no país. Os factores que influenciam as mulheres grávidas a escolherem o domicílio ou a unidade de saúde como local preferido para o parto ainda não foram totalmente explorados na Namíbia.

Os principais objectivos deste estudo foram, portanto, descrever o perfil sociodemográfico das mulheres que frequentam os serviços maternos e comparar os factores associados à escolha do domicílio ou da unidade de saúde como local de parto preferido pelas mulheres grávidas. O estudo foi um estudo transversal realizado entre 142 mulheres multíparas e grã-multíparas que foram convenientemente amostradas enquanto frequentavam os serviços de cuidados pós-natais no Hospital Oshakati, no Centro de Saúde Ongwediva e no Centro de Saúde Ou Nick na Região de Oshana.

Os resultados revelaram que 71 (50%) das mulheres deram à luz nas unidades de saúde e 71 (50%) deram à luz em casa. As idades das participantes variavam entre os 17 e os 45 anos, com uma média de 30,6 anos, sendo que a maioria (48%) tinha entre 20 e 29 anos. O estudo revelou que as mulheres que deram à luz em casa tendiam a ser mais jovens (idade média de 28,13 anos), enquanto as que deram à luz nas unidades de saúde eram mais velhas (idade média de 33,15 anos). As mulheres que deram à luz em casa eram frequentemente solteiras (67,6%), em comparação com as que deram à luz nas unidades de saúde (54,9%), e desempregadas (81,7% contra 35,2%), em comparação com as que deram à luz nas unidades de saúde. Cerca de 77,5% das mulheres que deram à luz nas unidades de saúde tinham o ensino secundário ou superior, em comparação com 45% das mulheres que deram à luz em casa. Além disso, apenas 32,4% das mulheres que deram à luz em casa frequentaram as quatro ou mais sessões de ANC recomendadas durante a gravidez, em comparação com 86% das mulheres que deram à luz nas unidades de saúde. Aproximadamente 75% das mulheres que tiveram o parto em casa viviam a mais de cinco quilómetros da unidade de saúde mais próxima, em comparação com 33,8% das que tiveram o parto nas unidades de saúde.

As principais recomendações que emanam deste estudo incluem a necessidade de intensificar a educação sanitária e de capacitar as mulheres com informações sobre a escolha da unidade de saúde para um parto seguro. Melhorar o acesso às unidades sanitárias através da construção de mais unidades sanitárias nas zonas rurais e recorrer aos trabalhadores da extensão sanitária para atender as mulheres grávidas nas comunidades locais contribuirá muito para reduzir a morbilidade e a mortalidade materna e neonatal na Namíbia. É necessária mais investigação para compreender o papel dos parceiros e das comunidades no apoio às mulheres para darem à luz nas unidades sanitárias, bem como a forma como a provisão de incentivos em géneros pode encorajar mais mulheres a recorrerem às unidades sanitárias para darem à luz.

Índice

Acrónimos e abreviaturas

AIDS: Acquired Immunodeficiency Syndrome

ANC: Antenatal Care

ART: Anti-retroviral treatment

CPD: Cephalo-Pelvic Disproportion

DHS: Demographic and Health Survey

EMOC: Emergency Obstetric Care

FAC: Focused Antenatal Care

FCI: Family Care International

HC: Health Centre

HEW: Health Extension Worker

HIV: Human Immunodeficiency Virus

IHO: Intermediate Hospital, Oshakati

MDG: Millennium Development Goal

MIS: Management of Information System

MMR: Maternal Mortality Ratio

MOHSS: Ministry of Health and Social Services

NACP: National AIDS Control Programme

NGO: Non-Governmental Organization

PARMaCM: Programme for Accelerated Reduction of Maternal and Child Mortality

PEPFAR: President's Emergency Preparedness Funds for AIDS Relief

PHC: Primary Health Care

PMTCT: Prevention of Mother to Child Transmission of HIV

PNC: Post Natal Care

PPH: Post Partum Haemorrhage

SBA: Skilled Birth Attendant

SDG: Sustainable Development Goals

TBA: Traditional Birth Attendant

UN: United Nations

UNDP: United Nations Development Programme

UNFPA: United Nations Population Fund

UNICEF: United Nations Children's Emergency Fund

WHO: World Health Organization

Agradecimentos

Em primeiro lugar, gostaria de agradecer a Deus Todo-Poderoso pela sua graça sempre presente, por me ter dado força durante o meu estudo e pelo talento que me confiou e que lhe dedico em benefício dos outros.

Gostaria de expressar a minha sincera gratidão e apreço às seguintes pessoas e estabelecimentos que tornaram possível a realização deste estudo:

- Dr.ª K.Hofnie-//Hoëbes, a minha principal orientadora, por me ter guiado meticulosamente ao longo do meu trabalho. Foi um privilégio absoluto ter trabalhado com ela.

- Dr. Solomon D. Yigeremu, pela sua orientação paciente e esforços incansáveis ao longo da realização deste trabalho.

- Dr. Ebong Akpabio, pelo apoio técnico e edição da tese.

- Peneyambeko Ipawa Shikulo, minha colega, pelo seu encorajamento desinteressado quando eu estava prestes a desistir.

- O Sr. Moses Huudulu-Spiker Hidengwa (meu querido marido), e os meus filhos - Aletta Ndailikana Laudika, Alina Ndeshihafela Latunga e Alfred Ndapandula Lafika; a minha irmã Taimi Nangenda Mwanyangapo e a minha mãe Imbi Nangombe David pelo seu amor, apoio e encorajamento durante o meu estudo.

- O Ministério da Saúde e dos Serviços Sociais, por me ter concedido autorização para realizar a investigação nas suas instalações de saúde.

- Os supervisores e enfermeiros registados que sempre me informaram da presença dos candidatos do meu estudo no Intermediate Hospital Oshakati ANC, Ou Nick e Ongwediva health facilities, sem os quais este estudo não teria sido um sucesso ou mesmo possível.

- Finalmente, os meus agradecimentos a Rochelle Van Wyk (Coordenadora do Curso) e a todos os estudantes e professores do MPH da Escola de Enfermagem e Saúde Pública da Universidade da Namíbia, pois foram a minha inspiração. Que Deus Todo-Poderoso vos abençoe a todos.

Dedicação

Este trabalho é dedicado à minha falecida avó, Maria Nuupindi wa Malakia ga Kathingo, por me ter educado no temor do Senhor e por me ter ensinado o valor da paciência, da humildade e da gratidão pelo que se tem. O seu constante encorajamento e apoio até à sua passagem para a glória eterna deram-me o combustível para continuar nos momentos difíceis. Que a sua alma descanse em perfeita paz.

Declaração

Eu, Helena Hidengwa, declaro que esta tese intitulada "Comparação de factores associados à utilização e não utilização de serviços de parto entre mulheres multíparas e grã-multíparas no Hospital Intermediário de Oshakati e centros de saúde próximos na Região de Oshana, Namíbia" foi escrita por mim e que é o registo do meu próprio trabalho de investigação. Este trabalho ou parte dele não foi apresentado para obtenção de um diploma em qualquer outra instituição de ensino superior. Nenhuma parte desta tese pode ser reproduzida, armazenada em qualquer sistema de recuperação, ou transmitida de qualquer forma ou por qualquer meio (por exemplo, eletrónico, mecânico, fotocópia ou outro) sem a autorização prévia do autor ou da Universidade da Namíbia.

Eu, Helena Hidengwa, concedo à Universidade da Namíbia o direito de reproduzir esta tese, no todo ou em parte, em qualquer forma ou formato que a Universidade da Namíbia considere adequado para qualquer pessoa ou instituição que a requeira para estudo e investigação, desde que a Universidade da Namíbia renuncie a este direito se toda a tese tiver sido ou estiver a ser publicada de forma satisfatória para a universidade.

Helena HidengwaData   : 15th janeiro de 2018

N.º de estudante: 8803730

CAPÍTULO 1
INTRODUÇÃO

1.1 Introdução

Em quase todas as sociedades e ao longo da história, a gravidez e o parto têm sido reconhecidos como um período de maior vulnerabilidade, durante o qual as mães e os bebés necessitam de apoio, especialmente por parte de parteiras ou assistentes de parto qualificados. A parteira não se limita a estar presente, mas proporciona a continuidade dos cuidados, encorajando as mães a manterem-se erectas durante o trabalho de parto e o parto, prestando apoio contínuo durante o trabalho de parto e o parto e fazendo massagens para gerir o trabalho de parto (Cheyne, 2015). Os benefícios dos cuidados pré-natais (ANC) para a mãe e para o filho incluem a suplementação de ferro e folato em áreas com elevada prevalência de anemia, o rastreio serológico para tratamento da sífilis, a medição da altura do fundo do útero para avaliar a evolução da gravidez, a prevenção da malária, a imunização contra o tétano e a prevenção da infeção pelo VIH da mãe para o filho (Fraser et al., 2010). Para beneficiar plenamente destas intervenções, é importante que uma mulher grávida se inscreva numa clínica de CPN o mais cedo possível durante a gravidez

Além disso, a presença de assistentes de parto qualificados e o acesso a cuidados obstétricos essenciais durante o processo de parto demonstraram reduzir as taxas globais de mortalidade e morbilidade maternas, bem como a mortalidade e morbilidade neonatais globais (Sialubanje et al., 2015). No entanto, em alguns países em desenvolvimento, incluindo a Namíbia, os locais de parto preferidos de muitas mulheres continuam a ser as suas casas, muitas vezes com assistentes não qualificados, apesar da disponibilidade de serviços de parto institucionais. Esta preferência por partos em casa pode pôr em risco a vida e o bem-estar destas mulheres e dos seus bebés (Organização Mundial de Saúde (OMS), 2014c).

Os serviços de saúde materno-infantil na Namíbia são prestados pelo governo através do Ministério da Saúde e dos Serviços Sociais (MoHSS) nas instalações de saúde pública e através dos serviços de médicos privados. Estes serviços de cuidados maternos são os cuidados pré-natais, o parto, o pós-parto e o planeamento familiar, enquanto os serviços de cuidados infantis, especialmente para crianças com menos de cinco anos, são a imunização e a monitorização do crescimento. A fim de prestar efetivamente estes serviços, o MoHSS está dividido em 14 regiões de saúde operacionais que correspondem às 14 regiões políticas e administrativas delimitadas. Estas regiões estão ainda divididas em 35 distritos sanitários. Os distritos são geridos por Comités Coordenadores Distritais (CCD) que são responsáveis pela prestação de serviços básicos de saúde. Na região de Oshana, os serviços de cuidados materno-infantis são prestados através de uma abordagem global de cuidados de saúde primários, que constitui simultaneamente a base e a pedra angular da prestação de cuidados de saúde básicos. A região tem apenas um hospital público, o Hospital Intermédio de Oshakati, com uma capacidade de 750 camas, 4 centros de saúde e 10 clínicas de cuidados de saúde primários. Estas são as instalações de saúde pública às quais as pessoas, incluindo as mulheres grávidas, podem aceder facilmente. Existem 28 pontos de proximidade que são frequentemente visitados por equipas móveis distritais de cuidados de saúde primários. A região de Oshana situa-se no centro do Noroeste e faz fronteira com as seguintes regiões: Oshikoto a leste, Omusati a sudoeste e Ohangwena a norte. Em termos de massa terrestre, é a região mais pequena, com uma área de 5290 km^2 , mas tem uma elevada densidade populacional. É composta por três cidades principais - Oshakati, Ongwediva e Ondangwa, cada uma com conselhos municipais separados que governam a cidade (MOHSS, 2017).

Este estudo investiga os factores que podem estar associados à utilização e não utilização de serviços de cuidados pré-natais e de parto entre mulheres multíparas. Globalmente, estes factores podem ser a disponibilidade inadequada de infra-estruturas e recursos de saúde, normas sociais e atitudes da comunidade e dos prestadores de serviços (Jat, Nawi & Sebastian, 2011). Na Índia, as mulheres das zonas urbanas referiram os custos elevados, enquanto as mulheres das zonas rurais consideravam que não era necessário dar à luz nas unidades de saúde (Digambar, Chimankar & Sahoo, 2011). Em África, concluiu-se que os factores associados à baixa utilização dos serviços de prestação de serviços são a má qualidade dos serviços de saúde, o custo dos cuidados de saúde, as práticas socioculturais e o fraco conhecimento das mães sobre as complicações da gravidez e do parto, bem como o baixo nível de escolaridade (Owuso-Danso, 2007). A extensão do problema e os factores associados na região de Oshana, na Namíbia, ainda não foram investigados e comunicados anteriormente. Este capítulo apresenta, portanto, os antecedentes do estudo, o enunciado do problema, a finalidade e os objectivos do estudo, e a importância do estudo.

1.2 Contexto do estudo

O Programa das Nações Unidas para o Desenvolvimento (PNUD) deu início aos Objectivos de Desenvolvimento Sustentável (ODS) com a nova agenda para 2030, em que o objetivo número três (3) visa assegurar uma vida saudável e promover o bem-estar para todos, em todas as idades. No âmbito deste objetivo, existem subsecções, das quais a subsecção 3.2 visa reduzir a taxa global de mortalidade materna para menos de 70 por 100 000 nados-vivos e a mortalidade neonatal para 12 por 1000 nados-vivos. A subsecção 3.7 também afirma garantir o acesso universal aos serviços de saúde sexual e reprodutiva, incluindo o planeamento familiar, a informação e a educação, e a integração da saúde reprodutiva nas estratégias e programas nacionais (OMS, 2016).

A melhoria da saúde materna foi um dos oito objectivos de desenvolvimento do milénio (ODM) implementados de 2000 a 2015. Embora tenham sido feitos progressos promissores no sentido de alcançar o Objetivo quatro (4) dos ODM, reduzindo a mortalidade das crianças com menos de cinco anos, e o Objetivo cinco (5), que visava melhorar a saúde materna, o declínio da mortalidade neonatal continua estagnado, principalmente nos países de rendimento médio e baixo. Também a redução da mortalidade materna não atingiu os níveis pretendidos em muitos países. Além disso, milhões de mulheres nos países em desenvolvimento enfrentam problemas de saúde graves e de risco de vida relacionados com a gravidez ou o parto.

De acordo com a OMS (2013), a mortalidade materna continua a ser elevada, uma vez que 800 mulheres morrem diariamente de complicações relacionadas com a gravidez ou o parto em todo o mundo. Em 2013, 289 000 mulheres morreram durante e após a gravidez e o parto. Verificou-se que alguns dos factores que contribuem para a mortalidade materna e infantil são os cuidados de saúde inadequados, por exemplo, as regiões com um número reduzido de profissionais de saúde qualificados, como a África Subsariana, especialmente nas zonas remotas, registam os números mais elevados de mortalidade materna e infantil.

Embora os cuidados pré-natais tenham aumentado em muitas partes do mundo durante a última década, apenas 46% das mulheres nos países de baixo rendimento beneficiam de cuidados qualificados durante o parto. Isto significa que milhões de partos não são assistidos por uma parteira, um médico ou uma enfermeira formada. Este facto conduziu provavelmente a uma elevada taxa de mortalidade materna e infantil, que continua a ser inaceitavelmente elevada em todo o mundo, especialmente em locais com poucos recursos, e que poderia ter sido evitada nas unidades de saúde (OMS, 2015).

Outros factores que impedem as mulheres de receber ou procurar cuidados durante a gravidez e o parto são a pobreza, a distância, a falta de informação e as práticas culturais. Verificou-se que os serviços de saúde são de difícil acesso, com sistemas de transporte e comunicação deficientes em algumas zonas rurais e crenças culturais como razões pelas quais algumas mulheres africanas ainda recorrem às parteiras tradicionais (Fraser et al, 2010).

Desde a independência, em 1990, a Namíbia introduziu vários programas para responder às necessidades de saúde das mulheres, que incluem cuidados pré-natais e serviços de parto prestados em todo o país, sem qualquer encargo, nas unidades de saúde públicas. No entanto, um inquérito realizado em 2006/2007 indicou que a Namíbia tem uma taxa de mortalidade materna muito elevada, que pode ser explicada por factores como a fraca acessibilidade e disponibilidade de serviços e/ou a fraca qualidade dos cuidados (MOHSS, 2011). De acordo com a Sra. K. Uusiku, antiga Administradora-Chefe do Programa de Saúde do Centro Regional de Formação em Saúde, Oshakati, as experiências negativas de uma gravidez ou parto anteriores, como a morte de um bebé ou a morte de um vizinho ou familiar durante o parto num hospital, e as atitudes negativas dos enfermeiros, especialmente em relação às mulheres multíparas, e a falta de confidencialidade podem limitar a utilização das unidades de saúde (comunicação pessoal, 31 de março de 2014).

O investigador observou um elevado número de casos de parto domiciliário que são registados no departamento de baixas entre as mulheres multíparas que apresentam complicações para si próprias ou para os seus bebés no Hospital Intermédio de Oshakati. A repartição é ilustrada no quadro 1.1 abaixo:

Quadro 1:1 Casos de parto domiciliário apresentados no Hospital Oshakati em comparação com o parto hospitalar

casos, 2010 - 2015

Year	Number of home delivery cases recorded in Casualty register	Number of hospital delivery cases recorded in the Management Information System (MIS), IHO
2010	174	2937
2011	163	3466
2012	160	2740
2013	157	1964
2014	110	1550
2015	113	2644

Source: IHO Casualty Home delivery Register book, 2010-2015 & IHO MIS office.

Os dados mostram que o número de casos de parto domiciliário que são levados para o hospital continua a ser elevado, embora tenha diminuído nos últimos seis anos, com uma ligeira tendência para aumentar novamente em 2015.

Após a introdução da iniciativa "Maternidade Segura" em 1991, os serviços de saúde materno-infantil têm sido prestados através do sistema de cuidados de saúde primários. As mães recebem cuidados pré-natais durante a gravidez, serviços de saúde de parto seguro durante o trabalho de parto e serviços de cuidados pós-natais após o parto (MOHSS, 2010). No entanto, a incidência de mortes maternas e neonatais duplicou nos últimos anos. Atualmente, uma mulher na Namíbia tem quase 100 vezes mais probabilidades de morrer durante a gravidez do que uma mulher na Europa (OMS, 2013). Esta diferença reflecte, em parte, a elevada taxa de infeção pelo VIH/SIDA na Namíbia (mais de 20% das mulheres nas clínicas pré-natais do país são seropositivas) e, em parte, o acesso limitado às instalações de saúde (Kinsey, 2008).

De acordo com a declaração analítica de progresso da UNICEF (2014) relativa à taxa de mortalidade materna (MMR), registaram-se 385 mortes maternas por 100 000 nados-vivos na Namíbia com base no Inquérito Demográfico e de Saúde (IDS) de 2013. Este rácio não é significativamente diferente dos relatados no DHS realizado em 1992 (225), 2000 (271) e em 2006-07 (449) e indica que a mortalidade materna não diminuiu nas últimas duas décadas e meia na Namíbia. Estes índices demográficos indicam uma necessidade premente de prestar serviços de parto mais eficazes às mulheres namibianas. Apesar do facto de os serviços de saúde materna estarem disponíveis em centros regionais em todo o país, os dados recolhidos pelo DHS mostraram que apenas 73% dos nascimentos de mulheres no quintil de riqueza mais baixo foram realizados por um profissional qualificado, em contraste com 98% dos nascimentos de mulheres no quintil mais elevado. Além disso, observou-se que apenas 80,3% das mulheres que vivem em zonas rurais, em contraste com 94,7% das mulheres que vivem em zonas urbanas, dão à luz em estabelecimentos de saúde. Por conseguinte, um fator crucial é que 10% a 15% dos partos na Namíbia ocorrem em casa, sem cuidados críticos de maternidade adequados e atempados, predominantemente nas zonas rurais (UNICEF, 2014).

Além disso, a Namíbia tem a segunda densidade populacional mais baixa do mundo, com apenas duas pessoas por quilómetro quadrado, o que provavelmente contribui para que mais de 60 por cento da população rural da Namíbia viva a cinco quilómetros ou mais de uma unidade de saúde, e muitas pessoas não têm meios de transporte para as clínicas ou hospitais mais distantes. Sem acesso a qualquer transporte público, as mulheres grávidas pobres das comunidades rurais têm de percorrer distâncias substanciais, muitas vezes mais de 100 quilómetros, para chegar ao centro de saúde mais próximo. Algumas partem demasiado tarde e dão à luz pelo caminho, enquanto outras chegam quando as complicações já se instalaram e é demasiado tarde para salvar o bebé ou a mãe (Couillard, 2015).

Esta realidade fez com que algumas mulheres grávidas vivessem debaixo de árvores no exterior de um hospital no norte da Namíbia, em grande parte rural, e tivessem de sobreviver no mais rudimentar dos abrigos, enquanto esperavam um mês ou dois pelo início do trabalho de parto. Algumas das mulheres estavam a viver ali há cinco meses porque tinham medo de não conseguir chegar ao hospital a tempo quando entrassem em trabalho de parto. Algumas mulheres tinham de caminhar mais de cinco quilómetros para chegar a uma instalação médica e repetir a viagem pelo menos quatro vezes durante a gravidez, o que as levava a optar por ficar e dar à luz em casa (McLaughlin et al, 2010).

De acordo com o relatório analítico da OMS (2014), a Namíbia está classificada na posição 59th do mundo no que respeita à mortalidade de menores de cinco anos, que diminuiu entre 1990 e 2009 de 73 para 48 mortes por 1000 habitantes. Apesar desta diminuição, a taxa média anual de redução foi de apenas 2,2% e o país não atingiu os objectivos dos ODM relativos à mortalidade de menores de cinco anos ou à mortalidade infantil. Esta mortalidade varia consideravelmente entre as zonas urbanas e rurais, bem como entre regiões, sendo as regiões de Ohangwena e Zambeze as que registam as taxas mais elevadas. Desde que a OMS introduziu a abordagem dos cuidados pré-natais focalizados (Focused Antenatal Care - FAC), que substituiu a abordagem tradicional no ano de 2011, a Namíbia implementou a abordagem FAC, uma vez que se percebeu que as mulheres grávidas não precisavam de visitar as unidades de saúde com frequência e que necessitavam de cuidados pré-natais apenas quatro (4) vezes durante a gravidez, ao contrário da abordagem tradicional, em que se esperava que as mulheres frequentassem os cuidados pré-natais até ao parto, o que poderia demorar até dez vezes se a mãe começasse mais cedo no primeiro trimestre. Esta abordagem tradicional levou algumas mulheres a iniciarem os CPN muito tarde ou a desistirem devido a restrições financeiras e por considerarem um fardo ter de se deslocar às unidades de saúde com tanta frequência. Por isso, percebeu-se que, com a FAC, as mulheres grávidas receberão os mesmos cuidados decentes e serão mais bem monitorizadas quanto a qualquer complicação, uma vez que são poucas de cada vez (MOHSS, 2014c).

Além disso, estão a ser envidados esforços para reforçar a capacidade e as competências dos profissionais de saúde para prestar serviços essenciais de qualidade às mães durante a gravidez e após o parto através de cuidados obstétricos de emergência (COEM) abrangentes. Outro programa é a formação de trabalhadores de extensão de saúde (HEW), que recebem formação durante seis meses para trabalhar em áreas de difícil acesso, uma vez que uma das actividades consiste em apoiar as mulheres grávidas e ligá-las às unidades de saúde (Mutseyelwa, 2015). No entanto, na região de Oshana, continuam a registar-se partos ao domicílio e, de janeiro a junho de 2016, houve sessenta e quatro (64) casos de partos ao domicílio registados (livro de registo de partos ao domicílio da OHI, 2016), o que significa que, se 10% a 15% dos partos não são realizados em instituições de saúde e, provavelmente, sem assistência qualificada, o país não pode fazer muito para reduzir as taxas de mortalidade materna e neonatal. Em caso de complicações obstétricas, uma mulher que se encontre numa instituição de saúde pode ter acesso a serviços especializados, mais do que no caso de partos realizados no domicílio por parteiras tradicionais ou outros assistentes não qualificados, como as mães ou as sogras, que podem não ter conhecimentos de obstetrícia.

Um estudo realizado com 1226 assistentes de partos domiciliários em países de baixo rendimento indicou que estas pessoas eram frequentemente analfabetas, não sabiam ler números e tinham pouca formação formal. A maioria tinha poucas competências ou acesso a testes, medicamentos e equipamento necessários para reduzir a mortalidade materna, fetal ou neonatal (Whitworth & Goldenberg, 2006, como citado por Mugweni et al., (2008).

A Namíbia continua a registar casos de morte materna cujas causas diretas são a eclâmpsia grave (33%), hemorragias (25%) e parto obstruído ou prolongado (25%). As complicações diretas mais comuns tratadas na Namíbia em 2006 foram o parto obstruído ou prolongado (38%), apesar dos esforços que têm sido feitos. De acordo com o MOHSS, o VIH/SIDA é a principal causa indireta de mortalidade materna nas unidades de saúde, representando 37% da mortalidade total. Outras causas incluem a malária, a tuberculose, a meningite e a pneumonia (OMS, 2014a).

O interesse do investigador em realizar este estudo foi despertado pelas mortes maternas na região de Oshana. A percentagem mais elevada (26,3%) de mortes maternas foi registada na região de Oshana entre janeiro de 2008 e maio de 2010. Também é evidente que a região de Oshana teve o maior número de mortes maternas (37 casos) em comparação com o resto das regiões inquiridas (MOHSS, 2011). As mortes maternas registadas no Hospital Intermédio, Oshakati, para os anos 20112014 mostram flutuações como se segue: 2011 (18), 2012 (16), 2013 (23) e 2014 (15), respetivamente. Isto indica que a morte materna continua a ser um problema na referida região (livro de registo de partos em casa da OHI, 2010-2014; livro de registo de partos na maternidade da OHI, 2010-2014). A morte materna é uma situação evitável e o parto numa unidade de saúde é uma forma de prevenir a mortalidade e a morbilidade materna e infantil.

As taxas de mortalidade materna são influenciadas pela interação de muitos factores, incluindo o reconhecimento tardio da necessidade de cuidados médicos nas instalações de cuidados de saúde e a indisponibilidade de assistentes de parto qualificados. Em toda a Namíbia, as mulheres grávidas ainda sofrem os três atrasos nos cuidados de saúde materna, especialmente nas regiões de Oshana, Kavango e Khomas. O modelo dos três atrasos é normalmente utilizado para explicar a interação entre os factores que têm impacto na mortalidade materna em países de baixo rendimento. O local do parto pode ser o resultado do primeiro e do segundo atrasos, nomeadamente, o não reconhecimento da necessidade de cuidados médicos e a inacessibilidade das instalações de cuidados de saúde. A escolha do local do parto pela mulher pode contribuir para estes atrasos (Mulama, 2015).

1.3 A declaração do problema

A frequência precoce e programada dos CPN durante a gravidez é importante para identificar e atenuar os factores de risco na gravidez, como a deteção e o tratamento precoce do VIH, por exemplo, bem como para incentivar as mulheres a terem um assistente qualificado no parto. Como já foi referido anteriormente, a morbilidade e a mortalidade materna e neonatal estão associadas a factores de risco comportamentais, como a baixa ou a não utilização de uma assistência qualificada ao parto - as competências consideradas como a intervenção mais importante para garantir resultados óptimos em termos de saúde materna e neonatal. Muitas mortes maternas e perinatais poderiam ser evitadas se todas as mulheres dessem à luz os seus bebés em instalações com recursos e pessoal adequados e que prestassem cuidados médicos de elevada qualidade (Sialubanje et al., 2015).

Este estudo procura identificar os factores que influenciam a utilização de vários serviços de cuidados de saúde materna. Na Namíbia, os factores que afectam a utilização dos serviços de saúde materna não foram identificados e são mal compreendidos (MOHSS, 2006). É relatado que uma grande proporção de mulheres grávidas na Namíbia procura cuidados pré-natais nas unidades de saúde, mas os partos em casa nas zonas rurais continuam a ser elevados e muitas mulheres têm maior probabilidade de dar à luz sem assistência (MOHSS, 2011). De acordo com o Inquérito Nacional Demográfico e de Saúde de 2013, 5,2% das mulheres que deram à luz na região de Oshana tiveram o parto fora das instalações de saúde, quer assistidas por familiares quer por parteiras tradicionais, enquanto 94,8% das mulheres que deram à luz nas instalações de saúde foram assistidas por parteiras qualificadas (MoHSS, 2013).

Embora a proporção de mulheres que dão à luz fora das instalações de saúde pareça ser baixa, não deixa de ser significativa, tendo em conta os problemas por que passam as mulheres e os recém-nascidos se o parto não tiver lugar nas instalações de saúde. Este facto terá um impacto negativo no plano da Namíbia para reduzir significativamente a mortalidade materna e infantil, de acordo com as tendências globais.

1.4 Finalidade e objectivos

1.4.1 Objetivo do estudo

O objetivo do estudo foi explorar e descrever os factores associados à utilização e à não utilização dos serviços de assistência ao parto entre as mulheres multíparas e as mulheres grã-multíparas que frequentam os serviços de assistência pós-parto (para a mãe e o bebé) no Hospital Intermediário, em Oshakati, e em dois centros de saúde na região de Oshana.

1.4.2 Objectivos específicos

Os objectivos específicos do estudo foram os seguintes

- Descrever o perfil sócio-demográfico das mulheres multíparas e grã-multíparas que frequentam os serviços de cuidados pós-parto (mãe e bebé) no Hospital Intermédio de

Oshakati, no centro de saúde de Ou Nick e no centro de saúde de Ongwediva.

- Descrever e comparar os factores associados à utilização e não utilização de serviços de parto institucional entre mulheres multíparas e grã-multíparas que frequentam o Hospital Intermédio de Oshakati, o centro de saúde de Ou Nick e o centro de saúde de Ongwediva.

1.5 Importância do estudo

São vários os factores que contribuem para a elevada taxa de mortalidade materna, por exemplo, o parto inseguro, que ocorre sobretudo fora das unidades de saúde, uma vez que é um dos mais difíceis e que põe a vida em risco. Trata-se de um problema de saúde generalizado e continua a ser uma prática difícil de alterar na sociedade. Assim, este estudo identificará e explorará as razões da não utilização de serviços de parto por mulheres de alta paridade na região de Oshana, Namíbia. Da mesma forma, a identificação destes factores orientará os planeadores e implementadores de serviços para compreenderem por que razão as mulheres de alta paridade evitam frequentar serviços tão importantes e disponíveis e elaboram estratégias de intervenção em conformidade. Espera-se que os resultados do estudo sejam úteis para minimizar o problema da não utilização dos serviços de CPN e de parto supervisionado na região de Oshana e no país em geral, uma vez que identificará factores e práticas sociodemográficos e culturais que podem melhorar ainda mais a qualidade dos cuidados obstétricos. Por conseguinte, contribuirá para a formulação de estratégias programáticas para promover a saúde materna e infantil e reduzir a mortalidade materna, permitindo assim que as mulheres permaneçam vivas e cuidem dos seus filhos. Também ajudará os gestores a planear estratégias para aumentar o número de partos nas unidades de saúde. O investigador não encontrou quaisquer estudos relacionados com partos ao domicílio nesta parte da Namíbia.

1.6 Definição de termos-chave

Os conceitos-chave utilizados ao longo deste estudo são definidos e clarificados para que os leitores possam partilhar a compreensão do autor sobre estas questões. A definição aceite para cada conceito serve para indicar o significado atribuído a esse conceito no decurso do estudo e da redação do relatório.

1.6.1 . Parto domiciliário

O parto domiciliário é definido como o parto realizado fora das instalações de cuidados de saúde, incluindo o parto em casa, numa clínica da aldeia ou a caminho de uma instalação de cuidados de saúde; pode ser planeado e assistido por parteira ou médico ou não planeado e assistido principalmente por membros da família ou serviços de urgência (OMS, 2011).

1.6.2 Entrega em instalações

Um parto assistido num estabelecimento de saúde a nível municipal ou superior (OMS, 2011).

1.6.3 Nascimento vivo

Um nado-vivo é qualquer nascimento de um recém-nascido vivo com pelo menos 500 gramas de peso durante ou pelo menos 22 semanas de gestação (OMS, 2005).

1.6.4 Morte materna

A morte de uma mulher durante a gravidez ou no prazo de 42 dias após o fim da gravidez, por qualquer causa relacionada com ou agravada pela gravidez ou pela sua gestão, mas não por acidente ou causas acidentais (MOHSS, 2012).

1.6.5 Taxa de mortalidade materna

A taxa de mortalidade materna (TMM) é um indicador de saúde expresso como um rácio ou uma taxa num país ou numa instituição de cuidados. A taxa é calculada como o número de mortes maternas durante um ano por 100 000 nados-vivos durante o mesmo ano (OMS, 2012).

1.6.6 Nado-morto

O nascimento de fetos que morreram no útero e não apresentam sinais de vida, expresso por 1000 nados-vivos (Dippenaar & Serra, 2012).

1.6.7 Morte neonatal

A morte de um recém-nascido durante os primeiros sete dias após o nascimento, desde que pesasse pelo menos 500 gm à nascença ou tenha nascido após pelo menos 22 semanas de gestação (MOHSS, 2014 a).

1.6.8 Assistência de parteiras qualificadas

Cuidados prestados a uma mulher durante a gravidez, o parto e imediatamente após o nascimento por um prestador de cuidados de saúde acreditado e competente, que tenha à sua disposição o equipamento e os materiais necessários e o apoio de um sistema de saúde funcional, incluindo meios de transporte e de encaminhamento para cuidados obstétricos de emergência (OMS, 2013).

1.6.9 Parteira qualificada (SBA)

Um profissional de saúde com competências de obstetrícia que foi educado e formado para gerir a gravidez, o parto, o período pós-natal imediato e que pode identificar, gerir e encaminhar complicações maternas e neonatais (OMS, 2014c).

1.6.10 Mulher multípara

A mulher multípara é uma mulher que teve duas ou mais gravidezes viáveis (Para 2, 3 e mais) (Dippenaar & Sera, 2012).

1.6.11 Grand-multipara

A grã-multiparidade é uma mulher que teve cinco e mais gravidezes viáveis (Para 5 e mais) (Dippenaar & Sera, 2012).

1.6.12 Serviços de entrega de crianças

Os serviços de parto são os serviços em que são prestados cuidados durante a gravidez, o parto e os cuidados ao recém-nascido. Estes serviços incluem cuidados pré-natais, serviços de parto e serviços pós-natais.

1.7 Estrutura da dissertação

Esta dissertação é composta pelos seis capítulos seguintes:

Capítulo 1:   Introdução e informações gerais

Capítulo 2:   Revisão da literatura

Capítulo 3:   Metodologia de investigação

Capítulo 4:   Resultados do estudo

Capítulo 5:   Discussão dos resultados da investigação

Capítulo 6:   Resumo, conclusão, limitações e recomendações

1.8 Resumo

Este capítulo do relatório abrangeu a introdução, os antecedentes e a panorâmica do estudo. A finalidade e os objectivos da investigação, bem como a importância da mesma, foram também apresentados. Os termos-chave utilizados nesta investigação foram também definidos e foram apresentadas as linhas gerais do que é abordado neste relatório. O capítulo dois (2) apresenta uma visão geral da literatura revista sobre os factores que podem influenciar a preferência das mulheres por partos em casa ou em instituições e a forma como estes factores foram aproveitados noutros contextos para melhorar a aceitação de partos em instalações sanitárias.

CAPÍTULO 2
REVISÃO DA LITERATURA

2.1 Introdução

Este capítulo apresenta uma revisão da literatura que está relacionada com a investigação atual. A revisão da literatura ajuda a estabelecer as bases e fornece o contexto para um novo estudo. Ao efetuar uma revisão exaustiva, o investigador determina a melhor forma de contribuir para a base de dados existente, se existem lacunas ou inconsistências, ou se foi feita uma replicação com um novo estudo. A revisão da literatura também pode ajudar a identificar o quadro concetual ou os métodos de investigação adequados. A revisão da literatura também desempenha um papel no final do estudo, quando os investigadores tentam dar sentido às suas conclusões (Polit & Beck, 2008).

Tem sido feita muita investigação na área da saúde materna, uma vez que ainda existe um desafio contínuo para a realização do terceiro objetivo de desenvolvimento sustentável nos países subsarianos, incluindo a Namíbia. Nos países desenvolvidos, a maioria das mulheres recebe bons cuidados pré-natais e o parto é realizado por pessoal qualificado, ou seja, parteiras e médicos, o que facilita a deteção precoce de complicações que ocorrem durante a gravidez e o parto. No entanto, apesar de estarem a ser feitos muitos esforços para atingir este objetivo nos países em desenvolvimento, muitos partos ainda são feitos em casa (Owusu-Danso, 2007).

2.2 Cuidados de saúde materna a nível mundial

Em 2013, estima-se que tenham ocorrido 289 000 mortes maternas a nível mundial, o que representa um declínio de 45% em relação ao nível de 1990. Só a região da África Subsariana foi responsável por 62% (179 000) das mortes a nível mundial, seguida de 24% (169 000) na Ásia Meridional (OMS, 2014), sendo a maior parte destas mortes causadas por partos inseguros. Nos países desenvolvidos, são adoptadas medidas imediatas e adequadas para evitar os casos de mortalidade e morbilidade materna e perinatal. Estão a ser feitos progressos nos países em desenvolvimento, uma vez que, de acordo com os mais recentes Inquéritos Demográficos e de Saúde (IDS) na África Subsariana e na Ásia, mais de 75% das mulheres dão agora à luz em estabelecimentos de saúde (Universidade da Califórnia, São Francisco [UCSP], 2014), o que, no entanto, significa que 25% delas provavelmente ainda dão à luz fora dos estabelecimentos de saúde, o que é considerado inseguro.

Embora a obstetrícia moderna, que inclui cuidados durante a gravidez até ao parto numa unidade de saúde e não em casa, tenha sido estabelecida na Namíbia por volta de 1907 em Gobabis, na parte oriental da Namíbia, foi introduzida quatro anos mais tarde no Hospital Onandjokwe, na parte noroeste da Namíbia, em 1911. Nem todas as mulheres grávidas podiam chegar ao Hospital de Onandjokwe, e foram necessários muitos anos para que este serviço fosse acessível a muitas. Até à década de 1970, a maioria das mulheres dava à luz em casa e era assistida por familiares ou por parteiras tradicionais, uma vez que muitas zonas de Ovamboland (centro-norte da Namíbia) não tinham acesso a instalações de saúde com parteiras qualificadas (Van Dyk, 1997).

De acordo com o relatório de Comparação de Países sobre a Taxa de Mortalidade Materna (MMR) (2012), na África Subsariana, a MMR da Namíbia é inaceitavelmente elevada, tanto nas instalações como na comunidade, estando classificada em 56th globalmente; e como um país 9th na África Austral. A taxa de mortalidade aumentou 7% a partir de 1992 com 225/100 000 nados-vivos, em 2000 com 271/100 000, e em 2006 com 449/100 000 (MOHSS, 2010). Este nível é demasiado elevado quando comparado com as 21 mortes por 100 000 nados-vivos dos países desenvolvidos. A elevada taxa de mortalidade materna está associada a uma utilização tardia dos serviços de cuidados pré-natais e limitou a capacidade de efetuar um rastreio eficaz e tomar as medidas adequadas. Outro desafio é a significativa constrangimentos estruturais que impedem a adoção de serviços de saúde materna, por exemplo, infra-estruturas rodoviárias deficientes, bem como transportes limitados e, além disso, poucos prestadores de cuidados de saúde qualificados (MOHSS, 2010).

No entanto, o parto supervisionado é uma das estratégias que o programa de maternidade segura pretende reduzir a mortalidade materna e os casos de morbilidade. Apesar dos esforços envidados para atingir este objetivo, a maior parte dos partos continua a ser realizada em casa por parteiras sem formação, familiares e outras pessoas não qualificadas, o que, por vezes, resulta não só na morte da mãe, mas também do bebé, que fica gravemente moribundo ou morre. Um exemplo é o de uma senhora de 38 anos, na sua nona gravidez, que nunca deu à luz no hospital e perdeu um dos seus filhos por ter utilizado uma lâmina de barbear não higienizada para cortar o cordão umbilical, sem saber que estava a pôr em risco a sua vida e a do seu bebé (Andima, 2015).

As parteiras tradicionais (TBAs) têm sido a pedra angular do apoio às mães que dão à luz nas aldeias rurais dos países em desenvolvimento durante séculos, incluindo a Namíbia. Uma parteira tradicional é amplamente definida como' uma parteira sem formação formal e, no Quénia, as parteiras tradicionais são membros valiosos das suas comunidades (Carter, 2010).

Nas últimas décadas, a OMS e outras agências de saúde (UNFPA e UNICEF) promoveram a formação de parteiras tradicionais para melhorar o acesso a um parto seguro e aumentar a cobertura dos serviços de saúde materna e reprodutiva. Esta iniciativa tornou-se uma estratégia de saúde pública, defendida pela UNICEF na década de 1950, através do fornecimento de kits de parto às parteiras tradicionais. Com o apoio da declaração de Alma Ata, em 1978, foram envidados esforços para reforçar as ligações entre as parteiras tradicionais da comunidade e os sistemas de saúde pública.

No entanto, as provas do aumento das taxas de mortalidade materna devido a hemorragias e o impacto limitado das parteiras tradicionais sem formação, por exemplo, no tratamento das hemorragias, como a remoção manual da placenta, a transfusão de sangue e a histerectomia, levaram a uma reflexão sobre estratégias mais eficazes, segundo Amutenya (2012).

A experiência noutros países africanos mostrou que é provável que surjam dois problemas após a formação das parteiras tradicionais; um deles é a utilização incorrecta de luvas esterilizadas. Na Namíbia, a política do Programa Nacional de Controlo da SIDA (NACP) não consiste em dar luvas esterilizadas às parteiras tradicionais, mas estas são encorajadas a esfregar-se, cobrindo quaisquer cortes, e a utilizar sacos de plástico para prevenir a infeção e a transmissão da SIDA. Apesar desta política, Shirungu (2010) revelou que, se as parteiras tradicionais tiverem boas relações com os profissionais de saúde modernos locais, podem pedir e receber luvas esterilizadas. Também lhes são fornecidos kits de primeiros socorros de emergência para partos em casa e acesso fácil às unidades de saúde se o trabalho de parto se tornar disfuncional. No entanto, este não é o caso em algumas partes da Namíbia, principalmente na parte norte, bem como nos aglomerados populacionais informais, o que pode facilmente levar ao aumento de infecções não só para as mães, mas também para as parteiras.

Além disso, na Namíbia, tal como noutras partes de África, a maior parte das parteiras tradicionais fazem massagens abdominais como parte dos cuidados pré-natais, que se acredita corrigirem a posição incorrecta do feto, reduzirem a dor de costas e a "dor de cintura" e prepararem o útero e a placenta para o parto (Lumpkin, 2003). Assim, a Cimeira Mundial para os Indicadores da Infância na Indonésia (WSCI) (2002-03) revelou também que a cobertura de ANC é ligeiramente inferior para as mães com paridade elevada, que provavelmente recorrem a parteiras tradicionais para o parto. Um estudo realizado no Quénia revelou que o parto ao domicílio é geralmente realizado por membros da família ou por uma parteira tradicional (Warren & Mwangi, 2008).

Esta situação contribuiria provavelmente para que algumas mães dessem à luz em casa e outras sangrassem até à morte, em vez de procurarem parteiras qualificadas nos hospitais, embora tenham sido feitos esforços para abordar ou tratar a hemorragia pós-parto e a infeção nas unidades de saúde, fornecendo oxitocina e antibióticos.

Culturalmente, no centro-norte da Namíbia, quando a mulher grávida está prestes a dar à luz, é colocada na cabana da família conhecida como "*osakalwa*" na língua local Oshiwambo, que significa "cabana onde as mulheres fazem fogo com lenha". O fogo significa uma vida próspera, proteção, continuidade e perseverança da tradição. Na maioria dos casos, não há complicações e, muitas vezes, a mulher que dá à luz não tem ninguém para a ajudar e, apesar disso, tudo corre bem (Namupala & Shigwedha, 2006). Com base nestas crenças, poder-se-ia supor que, uma vez que esta prosperidade não podia ser alcançada em qualquer lugar que não fosse a casa, e talvez o hospital tivesse sido desconsiderado como local apropriado para o parto, uma vez que não existe '*osakalwa*'. De acordo com o Dr. Naftal Hamata, antigo Diretor de Oshana do Ministério da Saúde e dos Serviços Sociais, em caso de desproporção céfalo-pélvica (DPC) ou de doença pré-eclâmptica, acreditava-se que a mulher tinha sido infiel durante a gravidez, mas não se pensava que o ambiente do parto não fosse propício; muitos morreram devido a estes mitos (comunicação pessoal, 7th abril de 2010).

Embora se parta do princípio de que o parto no hospital é mais seguro do que em casa, o Comunicado de Imprensa sobre a elevada mortalidade materna na Namíbia revelou que oitenta (80) mães morreram em 2010, enquanto 62 mães morreram nos hospitais da Namíbia em 2011, mas estes números excluíram as mães que morreram em casa e as que morreram depois de receberem alta

(OMS, 2013). Isto significa que há muito a fazer nas unidades de saúde, o que pode criar medo entre as comunidades, uma vez que sentem que, ao ser atendida por uma parteira qualificada, uma mãe pode morrer nas suas mãos, mas preferem optar por dar à luz em casa. Por outro lado, também não é seguro fazer o parto em casa porque não há necessidades, por exemplo, sangue para transfusão em caso de hemorragia excessiva, pelo que as comunidades devem estar conscientes deste facto.

2.3 Antecedentes históricos do parto domiciliário e da transição para o parto hospitalar

Foi revelado que, ao longo da maior parte da história da humanidade, as mulheres sempre deram à luz num local familiar, com membros da família ou outros companheiros de confiança e, ainda hoje, os bebés continuam a nascer em casa na maior parte dos locais do mundo. [th]Embora a mudança do parto em casa para o hospital tenha começado no século XVIII, o parto em casa era a norma, mesmo nos países ocidentalizados, até à década de 1950. Portanto, os seres humanos têm dado à luz em casa há *999.998 gerações*, e só nas duas últimas gerações é que o parto hospitalar se tornou comum. Isto significa que as mulheres deram à luz em casa durante *99,998% da história da humanidade*. No entanto, atualmente, nos Estados Unidos, menos de 1% dos partos são realizados em casa (Kressner, 2011).

Embora o parto domiciliário tenha sido considerado normal desde há muito tempo, as afecções maternas, como a hemorragia, a sépsis e a obstrução do parto, constituem, no seu conjunto, uma das principais causas do peso da doença para as mulheres em idade reprodutiva em todo o mundo e contribuíram para níveis elevados de mortalidade e incapacidade nas regiões em desenvolvimento. De acordo com as estimativas de anos de vida ajustados à incapacidade do Estudo sobre o Peso Global das Doenças de 1990, os problemas de saúde reprodutiva são responsáveis por 22% do peso global das doenças entre as mulheres em idade reprodutiva. As condições maternas dominam o fardo dos problemas de saúde reprodutiva, representando 14,5% do fardo global das doenças, sobretudo em zonas como a África Subsariana e a Índia (Iyengar, Yadav & Sen, 2012).

[th]Este fardo de doenças poderia ter levado os especialistas, durante o século XX, a apresentar ideias para dar mais ênfase às mães grávidas para darem à luz em instalações de saúde, onde as necessidades básicas, que incluem assistentes de parto qualificados e equipamento, estão disponíveis para aliviar ou limitar estas doenças.

Apesar de terem sido introduzidas unidades de saúde, existiam e ainda existem factores que são atribuídos ou estão relacionados com o facto de as mulheres darem à luz em casa. Estes factores incluem o início do trabalho de parto durante a noite, a estação das chuvas, o trabalho de parto rápido, factores socioculturais e atitudes dos profissionais de saúde, o que levou a que as mães fossem assistidas no parto por parteiras tradicionais, familiares ou vizinhos ou dessem à luz sozinhas. Por conseguinte, no Malavi, a maioria das mulheres deslocava-se à unidade de saúde no mesmo dia após o parto (Kumbani et al., 2013).

Além disso, há que admitir que não é apenas a disponibilidade de instalações de saúde para partos que é importante, mas também a qualidade dos cuidados prestados. A ênfase está a ser colocada na qualidade dos cuidados, e não apenas na disponibilidade dos serviços, e a falta de cuidados de qualidade nas unidades de saúde limitou o acesso das mulheres a cuidados de qualidade. As mulheres deram à luz em unidades de saúde, mas mesmo assim tiveram maus resultados perinatais e neonatais devido à qualidade deficiente dos cuidados.

Um estudo realizado nas zonas rurais da Tanzânia demonstrou que, mesmo nas instalações de nível superior, onde era suposto estarem disponíveis profissionais de saúde bem formados, as mulheres sofriam atrasos na prestação de cuidados obstétricos de emergência e a qualidade dos cuidados era deficiente. Consequentemente, as mulheres sofreram ferimentos graves durante o parto e nadosmortos. Quando as mulheres têm escolha, dirigem-se às unidades de saúde onde se apercebem da boa qualidade dos cuidados, independentemente da distância. Quarenta e quatro por cento das mulheres evitaram a unidade de saúde mais próxima, em grande parte por considerarem que a qualidade é significativa e que influenciará grandemente o local onde escolhem ir para o parto (Gwamaka, 2012).

De acordo com Antony (2010), um quadro de qualidade dos cuidados reflecte tanto a prestação de cuidados como a experiência real das mulheres em relação aos cuidados. Defende-se que a compreensão das experiências das mulheres em matéria de cuidados é fundamental, uma vez que contribui para a utilização dos serviços de saúde e para os resultados perinatais. A qualidade não é a única razão que impede as mulheres grávidas de acederem à assistência qualificada ao parto, pelo que as mulheres continuam a ter vários problemas para dar à luz com a ajuda de assistentes qualificados. A literatura sugere que as mulheres encontram factores socioculturais, benefícios percebidos, acessibilidade económica e acessibilidade física como barreiras ao acesso à assistência qualificada durante o parto. As mulheres na África Subsariana continuam a ter um acesso limitado a um parto assistido por profissionais qualificados, especialmente nas zonas rurais (Kumbani, et al, 2013).

Por estas razões, alguns estudos revelaram que é necessário adotar uma abordagem científica através do fornecimento de informações perinatais adequadas para sensibilizar a comunidade (Kumbani, Bjune & Chirwa, 2013). É necessário que os investigadores e os gestores de programas desenvolvam um quadro adequado para orientar a investigação e a implementação de intervenções destinadas a abordar vários factores que têm impacto na utilização das unidades de saúde pelas mulheres para o parto.

2.4 Quadro concetual da investigação

A investigação procura explorar os factores associados à não utilização dos serviços de parto por parte de mulheres multíparas e grã-multíparas. O quadro concetual foi desenvolvido com base em factores identificados na literatura que demonstraram atuar como barreiras à utilização dos serviços de parto nas unidades de saúde. A ideia subjacente é que a abordagem destes factores motivará mais mulheres a utilizar as unidades de saúde como o local preferido para o parto.

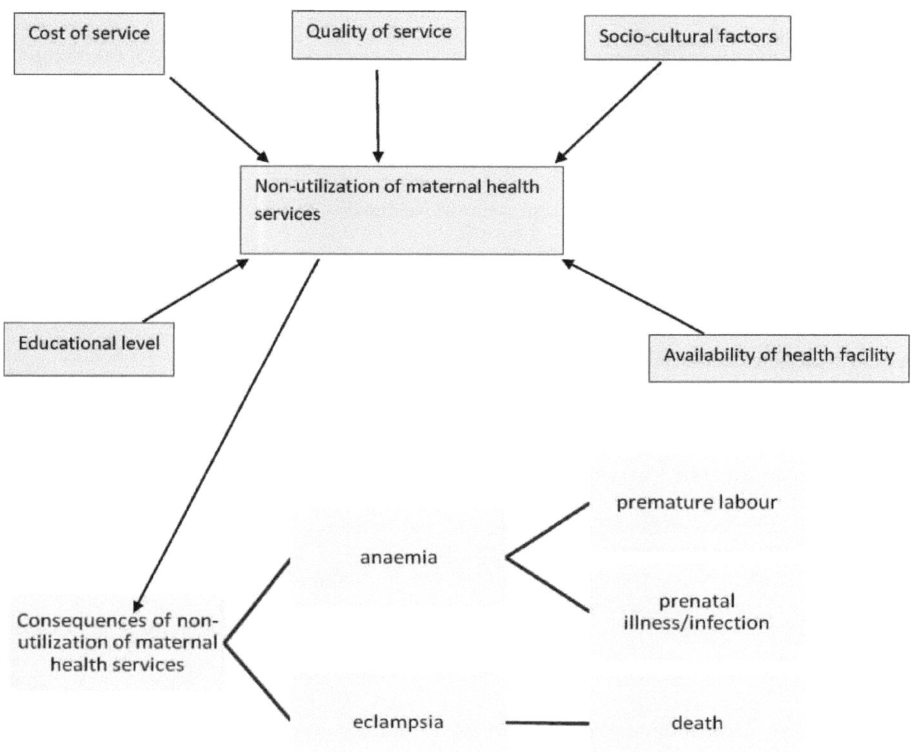

Figura 2.1: Quadro concetual do estudo

2.4.1 Explicação do quadro concetual

O quadro concetual mostra que uma série de factores, incluindo a disponibilidade de instalações de saúde, o custo percebido e real dos serviços, a qualidade percebida dos serviços nas instalações de saúde, o nível educacional das mulheres e dos seus parceiros e outros factores socioculturais desempenham um papel significativo na não utilização das instalações de saúde para o parto. No entanto, há outros factores que também provocam uma baixa utilização dos serviços de saúde materna, como os atrasos, um sistema de encaminhamento ineficaz e o acesso geográfico. A melhoria da qualidade dos cuidados de saúde, a abordagem do custo dos serviços e de outros factores económicos, a abordagem das crenças e práticas que têm um impacto negativo na saúde das mulheres, bem como o incentivo à educação formal das raparigas, contribuirão para a utilização dos serviços de saúde materna. Isto, por sua vez, resultará na melhoria da cobertura dos CPN e do parto supervisionado no país. Quando estes factores não são abordados, as consequências da não utilização podem incluir anemia na gravidez, infecções perinatais e eclampsia, que podem subsequentemente resultar em mortalidade materna (MOHSS, 2014a). Em mulheres multíparas e grã-multíparas, estas questões são factores críticos e são exploradas mais adiante.

2.4.2 Principais questões e desafios na gravidez e no parto de mulheres multíparas

Um estudo retrospetivo de controlo de casos, que teve como alvo mulheres que deram à luz em hospitais de Kwazulu Natal, revelou taxas mais elevadas de complicações anteparto e pós-parto entre as multíparas em comparação com as nulíparas. Concluiu-se que a grande multiparidade não era mais segura em comparação com outros grupos de menor paridade, pelo que são necessárias estratégias para orientar as mulheres no sentido de procurarem cuidados adequados durante a gravidez e, se possível, evitarem a gravidez se tiverem uma paridade mais elevada (Hoque& Kader, 2008). Resultados de investigação semelhantes em mulheres rurais do nordeste da Nigéria mostraram que complicações como rutura uterina, abruptio placenta, apresentações malignas e morte são comuns, com as taxas mais elevadas a ocorrerem em grandes multíparas (Para 6-9) (Chijioke, 2012). Um estudo efectuado no Jos University Teaching Hospital, na Nigéria, também indicou que a placenta prévia era relativamente elevada nas parturientes mais velhas e estava associada a uma elevada probabilidade de complicações perinatais por parte da mãe (Anzaku & Musa, 2012).

2.4.3 Factores associados à utilização e não utilização de serviços pré-natais, de parto e pós-natais por mulheres grávidas em unidades de saúde

Os factores que influenciam a utilização dos serviços de saúde materna podem ser agrupados em caraterísticas individuais, do agregado familiar e da comunidade. Em geral, as mulheres de grupos socioeconómicos elevados tendem a utilizar os serviços de saúde materna com mais frequência do que as mulheres dos grupos socioeconómicos mais baixos. Um estudo realizado na Índia revelou que os factores socioeconómicos e demográficos, como os custos, a religião, o local de residência, o nível de escolaridade, a exposição aos meios de comunicação social, a estrutura do agregado familiar, o índice de riqueza, a ordem de nascimento e a idade materna, têm uma influência significativa na utilização dos serviços de cuidados de saúde materna (Digambar, Chimankar & Sahoo, 2011). Como também foi referido na introdução, estudos realizados na Índia indicaram que factores como a má qualidade dos serviços, a ausência de prestadores de serviços do sexo feminino e, em alguns costumes, o facto de os maridos ou familiares negarem às suas mulheres ou familiares a possibilidade de dar à luz em unidades de saúde também afectam a utilização dos serviços de saúde materna pelas mulheres (Jat, Nawi & Sebastian, 2011).

O presente estudo foi concebido para examinar os factores que têm impacto na utilização e não utilização de serviços maternos por mulheres multíparas e grã-multíparas, tendo em conta as áreas de interesse na revisão da literatura de outros países que foram consideradas como factores que contribuem para a não utilização de serviços maternos, tais como

- Disponibilidade de serviços de saúde

- Qualidade do serviço
- Custo do serviço
- Crenças sócio-demográficas e culturais
- Formação académica das mães

1.1.1.1 Disponibilidade e acesso às instalações de saúde

É sabido que a utilização dos serviços de saúde materna é indubitavelmente influenciada pelas caraterísticas dos serviços de saúde, incluindo a sua disponibilidade. De acordo com Teyand Lai (2013), os factores que impedem as mulheres de receber ou procurar cuidados de saúde durante a gravidez e o parto incluem serviços inadequados, especialmente nas zonas rurais. A Organização Mundial de Saúde (OMS, 2014b) revelou que os grupos mais pobres dos países em desenvolvimento utilizam menos cuidados de saúde e que as desigualdades entre pobres e ricos nos cuidados de maternidade e na morbilidade e mortalidade maternas têm sido associadas, especialmente no Sul da Ásia e na África Subsariana. Pode presumir-se que, mesmo nas mesmas condições de disponibilidade, algumas mulheres têm mais probabilidades de recorrer aos serviços de saúde materna do que outras. Se assim for, as caraterísticas do sistema de prestação de cuidados de saúde podem não ser os únicos factores explicativos da utilização dos serviços de saúde materna.

Outros factores, como a estrutura social e as caraterísticas dos indivíduos, também devem ser considerados na promoção da utilização dos serviços de saúde materna. Os estudos sobre os comportamentos de procura de cuidados de saúde identificaram a importância das caraterísticas dos serviços de saúde, como a disponibilidade de serviços para a população em geral, na determinação de uma maior utilização. O foco desses estudos está principalmente no lado da oferta dos serviços; aumentar a disponibilidade e a acessibilidade dos serviços de saúde é suficiente para aumentar a utilização (Sharad et al., 2014). No entanto, isto não significa necessariamente que, quando existe uma boa oferta de serviços, a procura é criada por si só, o que conduzirá a um aumento da utilização. Assim, tem havido recentemente um debate considerável na literatura sobre a questão de saber se a mera prestação de serviços de saúde conduzirá a um aumento da utilização (Montagu et al., 2011).

Além disso, outros estudos no Malavi argumentam que a mera existência de serviços de saúde não é suficiente para levar a uma melhor utilização (Kumbani et al., 2013). Uma vez que os cuidados de saúde são uma escolha consistente dos indivíduos, os factores que alteram a perceção das mulheres sobre as alternativas disponíveis e a sua motivação para procurar cuidados têm de ser devidamente compreendidos. No caso dos cuidados de saúde preventivos, como os serviços de saúde materna, as mulheres devem perceber os potenciais benefícios da utilização dos serviços disponíveis. Um exemplo foi encontrado no Afeganistão: apesar dos seus esforços acelerados de redução da Taxa de Mortalidade Materna (TMM), o Afeganistão continua a ser um dos países com maior TMM do mundo, com 100 por 100 000 nados-vivos no Sul da Ásia, enquanto o Chade, na África Subsariana, lidera a nível mundial com 1 100/ 100 000. A maioria dos partos nestes países tem lugar em casa, e as razões são, por exemplo, o facto de ser assistido por profissionais de saúde do sexo masculino continuar a ser um tabu, o gosto por famílias grandes significa que algumas mulheres preferem não se submeter a cesarianas, o que pode limitá-las a apenas três ou quatro bebés (Harvey, 2011). No entanto, de acordo com o UNFPA (2015), essa situação está a mudar com a profissionalização da obstetrícia e as pessoas começam a mostrar respeito pelo profissional de saúde. Novos programas ajudaram a aumentar a proporção de pessoas que vivem num raio de duas horas a pé dos cuidados básicos de saúde entre 2003 e 2009 e o Afeganistão cresceu de 9% para 85% no acesso a serviços pré-natais. Atualmente, o Afeganistão é um líder regional na profissão de parteira e conseguiu reduzir a mortalidade materna num contexto de pós-conflito, embora ainda não a um nível satisfatório. Em 2002, existiam apenas 467 parteiras no país. Uma década mais tarde, mais de 4600 parteiras estão a trabalhar no Afeganistão. Num relatório recente do FNUAP (2015), a mortalidade materna situava-se em 400 mortes por 100 000 nados-vivos, o que continua a ser um dos valores mais elevados do mundo. A mortalidade materna no Afeganistão continua a ser inaceitavelmente elevada, mas está a registar progressos significativos. Em 2012, apenas 23% das necessidades de serviços de saúde materna e reprodutiva foram satisfeitas. Se o Afeganistão mantiver a sua atual taxa de graduação, apenas 8% das necessidades estimadas não serão satisfeitas até 2030.

Na Namíbia, a antiga Primeira Dama (2006-2015) Penexuhifo Pohamba também admitiu que a taxa de mortalidade infantil continua a ser inaceitavelmente elevada em África e que a Namíbia não é exceção. Apelou ainda a todas as partes interessadas para que divulgassem informações para desencorajar práticas nocivas e motivaram fortemente a construção e manutenção de casas de espera para maternidade, uma vez que estas são muito procuradas e urgentes em todo o país (OMS, 2013).

Se se verificar que a indisponibilidade de instalações de saúde é a causa da não utilidade, deve entender-se que a baixa disponibilidade de serviços de saúde materna durante a gravidez aumenta o risco para as futuras mães. Assim, os serviços de saúde materna, como os cuidados pré-natais, a assistência qualificada durante o parto e os cuidados pós-natais, juntamente com instituições de saúde adequadamente equipadas, desempenham um papel importante na redução da mortalidade materna.

1.1.5 Qualidade dos serviços de saúde materna

A qualidade é uma palavra que tem diferentes perspectivas e significados para o utilizador. A mulher grávida que acede aos serviços maternos tem certas expectativas e, se estas forem satisfeitas, considerará o serviço de qualidade. Os profissionais de saúde são formados para compreenderem o papel e as responsabilidades durante a gravidez, o parto e o pós-parto, desenvolverem uma maior consciência dos aspectos psicológicos, biológicos, culturais e sociais que afectam os cuidados pré-natais, os períodos intraparto e pós-parto. Devem, pelo menos, reconhecer a importância de uma abordagem genuinamente humana dos cuidados de saúde, em que a mulher e a sua família sejam consideradas com respeito, dignidade e confidencialidade (OMS, 2002).

No entanto, de acordo com Owuso-Danso (2007), foi revelado que existem factores como o facto de as mulheres terem receios, uma vez que consideram alguns prestadores de cuidados de saúde antipáticos e hostis para com elas e algumas são forçadas a ser esterilizadas, porque tiveram demasiados filhos. Alguns prestadores de cuidados de saúde não tratam as mulheres com respeito ou não lhes dedicam tempo e atenção suficientes durante o trabalho de parto e o parto e as percepções que as mulheres têm sobre a atitude do pessoal de saúde são as seguintes

- O pessoal de saúde grita e repreende as mulheres grávidas

- Parecem não ter tempo para as futuras mães quando estão em trabalho de parto

- O pessoal de saúde despreza as mulheres grávidas

Outro estudo concluiu que 21% das mulheres deram à luz em casa devido à rudeza do pessoal de saúde, embora o parto numa unidade de saúde fosse mais seguro (Ekirapa-Kiracho, 2014). Muitas mulheres descrevem os profissionais do sistema formal de saúde como rudes, antipáticos e indiferentes. Os profissionais de saúde são vistos como hostis e antipáticos, pelo que muitas mulheres recorrem às parteiras tradicionais para os cuidados pré-natais, o parto e o pós-parto. Além disso, verificou-se que as parteiras tradicionais são mais sociáveis e solidárias com as mães do que as parteiras. Uma parteira obtém informações das mulheres grávidas mantendo-as de costas, e estas são normalmente recordadas pelas parteiras de que não foram elas que as engravidaram e acabaram por lhes dar uma bofetada. Assim, as mães ansiavam frequentemente por alguém com quem pudessem partilhar genuinamente as suas visões e problemas. Esperam encontrar pessoas compreensivas e comunicativas que estejam realmente a falar, mas não a discutir (Family Care International [FCI], 2003).

Por outro lado, verificou-se que as atitudes das parteiras dos hospitais da missão e do governo são significativamente diferentes. Assim, as parteiras dos hospitais de missão mostram melhores atitudes positivas de cuidado para com as suas clientes do que as parteiras dos hospitais públicos. De facto, isto talvez resulte da disciplina incutida às parteiras nos hospitais de missão, como as políticas que são rigorosamente cumpridas no hospital de missão. O estudo também apoiou o facto de a boa relação entre os profissionais de saúde e as mulheres grávidas durante o parto poder reduzir as mortes maternas, incluindo as complicações relacionadas (Adeyemo, 2013).

Na Namíbia, a qualidade dos serviços de saúde materna foi observada pelo Representante da OMS no país, que considerou que a maioria das mulheres namibianas dá à luz em instalações de saúde, mas quando surgem complicações e precisam de cuidados especializados, muitas vezes não os têm. Não existe um número adequado e bem distribuído de profissionais de saúde qualificados e de equipamento para prestar cuidados de qualidade às grávidas e parturientes. Em 2000, o governo adoptou os ODM, cujas metas deveriam ser atingidas até ao ano 2015, e só em 2010 o país desenvolveu o Quadro de Política Nacional de Saúde para 2010-2020, para que a Saúde Materna, Neonatal e Infantil estivesse entre as principais prioridades de saúde da Namíbia (OMS, 2013). A perspetiva era que isso levasse a um aumento da taxa de assistência qualificada ao parto e, consequentemente, a uma redução da taxa de mortalidade materna e perinatal, e contribuísse para a redução da pobreza. A falta de pessoal qualificado pode levar a atrasos fatais na procura e prestação de cuidados adequados para complicações relacionadas com a gravidez.

1.1.6 Factores económicos

Os factores económicos desempenham um papel significativo na capacidade de uma mulher grávida procurar serviços de saúde materna. De facto, em muitos países, podem constituir uma enorme barreira ao acesso aos serviços de saúde. De acordo com Gwamaka (2012), as mulheres nas zonas rurais têm pouco ou nenhum rendimento porque são tipicamente agricultoras de subsistência e o baixo poder económico pode dificultar o recurso das mulheres aos serviços de saúde materna, impedir as mulheres de terem partos em hospitais ou de procurarem cuidados mesmo quando surgem complicações. Mesmo quando as taxas formais são baixas ou inexistentes, pode haver taxas informais ou não oficiais ou outros custos que representam barreiras significativas à utilização dos serviços pelas mulheres. Estes custos podem incluir os custos de transporte, medicamentos e alimentação ou alojamento para as mulheres ou para os familiares que ajudam a cuidar delas no hospital. O elevado custo da procura de ajuda para complicações relacionadas com a gravidez ou o parto pode dissuadir as mulheres de procurar cuidados e ter um efeito devastador nos orçamentos familiares quando estas ocorrem.

Um estudo realizado no Nepal com o objetivo de descobrir as razões pelas quais as mulheres não utilizavam os serviços de parto nas unidades de saúde em 2013 observou que a maior incidência de partos domiciliários nas zonas rurais se devia ao facto de as mulheres considerarem que era dispendioso dar à luz nas unidades de saúde locais (Dahal, 2013). Outro estudo realizado no Iraque concluiu que o custo dos serviços de saúde é um dos factores que influenciam a utilização dos serviços de saúde (Siziya, 2009). No entanto, em alguns países, com o advento do regime nacional de seguro de saúde, muitas mulheres estão agora a utilizar as instalações de saúde disponíveis. Consequentemente, os cuidados de saúde materna são praticamente gratuitos nesses contextos e apenas as mulheres mais pobres, que não têm meios para se inscreverem no regime de seguro de saúde, são as mais susceptíveis de serem afectadas na utilização das unidades de saúde para serviços pré-natais e de parto.

Na Namíbia, desde a independência em 1990, o Governo introduziu uma política que isenta os serviços de cuidados pré-natais das taxas de utilização. Isto indica que o governo da Namíbia se apercebeu de que o acesso financeiro ou o custo dos serviços de saúde constitui um grande problema para a maioria das mulheres no acesso aos serviços obstétricos. Esta política foi implementada em todas as unidades de saúde do Estado. No entanto, o custo do parto pode chegar a ser oito vezes superior ao rendimento mensal de um agregado familiar, incluindo o transporte, a alimentação e outras despesas hospitalares. Na Nigéria, foi referido que a política de isenção de taxas, ao reduzir estes custos, pode desempenhar um papel muito importante no aumento das taxas de assistência qualificada ao parto e proteger os agregados familiares de efectuarem pagamentos catastróficos pelo parto materno e, consequentemente, de caírem na pobreza (Owuso-Danso, 2007).

1.1.7 Factores sócio-culturais

Em África, algumas barreiras ao parto institucional são os papéis sociais das esposas, que têm de retomar as responsabilidades domésticas logo após o parto; e algumas mulheres consideram que é natural dar à luz em casa (Magoma, et al., 2010). Um estudo realizado no Quénia revelou que a idade materna tinha uma relação estatisticamente significativa com o local do parto, uma vez que as mulheres mais velhas, com 35 anos ou mais, tinham mais probabilidades de dar à luz em casa, ao passo que as mulheres entre os 15 e os 24 anos davam à luz sobretudo em instituições de saúde. No entanto, observou-se que as mulheres mais velhas fazem o parto em casa com confiança, devido às suas experiências de parto anteriores, enquanto as mulheres mais jovens tendem a fazer o parto em estabelecimentos de saúde por receio de complicações durante o parto (Owino, 2002). Trata-se de caraterísticas sociais ou culturais, valores, crenças e atitudes que podem servir de catalisador ou de barreira aos serviços.

Além disso, em algumas comunidades do Gana, o parto vaginal é reconhecido como o parto normal e qualquer outra forma de parto é considerada anormal. Uma mulher que tenha um parto obstruído, por exemplo, é acusada de ser uma mulher infiel no lar conjugal. Por conseguinte, não seria surpreendente se os membros da família ou da comunidade recusassem que a maioria das mulheres (multigravídicas) que tiveram um parto bem-sucedido em casa acreditassem que o parto numa unidade de saúde era uma perda de tempo (Nanang & Atabila, 2014).

A nível social, tem-se argumentado que as mudanças no estatuto das mulheres têm sido a chave para diferenciar o comportamento das que procuram os cuidados de saúde modernos das que seguem as práticas tradicionais. Em geral, as mulheres com baixo estatuto têm menos probabilidades de utilizar as instalações modernas, ao passo que as mulheres com estatuto mais elevado tomam a iniciativa de procurar cuidados para si próprias e para os seus filhos. Por conseguinte, existe uma forte relação entre as crenças culturais e o parto domiciliário (Anthony, 2010). As mulheres com um estatuto social elevado estão mais expostas aos meios de comunicação social, os seus parceiros são instruídos e formam um índice de qualidade do agregado familiar, enquanto as mulheres com um estatuto baixo têm restrições de movimento, baixa autoestima e falta de apoio da comunidade (Rahman et al., 2008).

Alguns estudos revelaram que, nos países em desenvolvimento, a decisão de recorrer a qualquer tipo de cuidados de saúde para as mulheres é tomada a nível do agregado familiar. Uma mulher não pode visitar uma clínica ou um hospital sem a autorização do marido, da sogra ou do chefe de família (OMS, 2014d). Mais uma vez, vários estudos encontraram uma associação entre as mulheres de famílias numerosas e a baixa utilização dos serviços de saúde, devido a demasiadas exigências no seu tempo. As famílias numerosas também causam restrições de recursos, que têm um efeito negativo na utilização dos cuidados de saúde (OMS, 2014b).

Na Namíbia, embora o investigador não tenha encontrado quaisquer estudos sobre os factores que influenciam o parto domiciliário, foi revelado que a probabilidade de uma mulher morrer durante o parto domiciliário é elevada em comparação com o parto numa unidade de saúde, o que é comum entre as mulheres multíparas e as grandes multíparas (MOHSS, 2011). A multiparidade pode fazer com que a abertura cervical resista menos à descida do feto se o trabalho de parto começar, exceto nos casos em que exista algum grau de desproporção céfalo-pélvica (DPC). Se o parto for realizado em casa em caso de DPC, tanto a mãe como o bebé podem morrer e, culturalmente, se uma mulher tiver um parto obstruído, é normalmente acusada de ser infiel durante a gravidez ou de ter tido relações sexuais com vários parceiros. De acordo com a Sra. K. Uusiku, antiga Administradora Principal do Programa de Saúde no Centro Regional de Formação em Saúde, Oshakati, culturalmente, entre a tribo de língua Oshiwambo na Namíbia, é um tabu discutir o processo de parto e, se uma mulher morreu durante o parto em casa, ninguém pode explicar qual foi exatamente a causa da morte (comunicação pessoal, 4th abril, 2013).

A abordagem das práticas culturais nocivas deve ser uma das áreas prioritárias dos serviços de cuidados pré-natais. De acordo com as diretrizes dos Cuidados Obstétricos e Neonatais de Emergência (EMONC), espera-se que uma mulher grávida vá às consultas de ANC quatro vezes a intervalos especificados, conforme recomendado durante a gravidez. A primeira visita deve ser feita nas primeiras dezasseis (16) semanas de idade gestacional, a segunda visita entre as 20 e as 24 semanas, a terceira entre as 28 e as 32 e a última entre as 36 semanas de gravidez, com o objetivo de acompanhar a evolução da gravidez para otimizar a saúde materna e fetal. Em caso de doenças, a mulher é encaminhada para a equipa de obstetrícia para tratamento posterior, mas também há flexibilidade de agendamento com base na alteração do estado clínico (MOHSS, 2014b).

As mulheres multíparas e as grã-multíparas são gravidezes de alto risco que devem ser identificadas nas clínicas pré-natais e receber um horário mais flexível e uma atenção mais específica. Um estudo retrospetivo de controlo de casos que teve como alvo mulheres que deram à luz num hospital em Kwazulu Natal, mostrou taxas mais elevadas de complicações pré-parto e pós-parto entre as grandes multíparas em comparação com as nulíparas. Concluiu-se que a grande multiparidade não era mais segura em comparação com outros grupos de menor paridade, pelo que são necessárias estratégias para orientar as mulheres no sentido de procurarem cuidados adequados durante a gravidez e, se possível, evitarem a gravidez se tiverem uma paridade mais elevada (Hoque et al., 2008). Na Namíbia, o parto supervisionado é uma das estratégias que o programa de maternidade segura pretendia para reduzir a mortalidade materna e a taxa de morbilidade. No entanto, alguns partos continuam a ser realizados em casa por parte de parteiras tradicionais sem formação, por familiares e outras pessoas não qualificadas, especialmente na zona norte do país, o que por vezes resulta em morbilidade grave ou morte (MOHSS, 2011). No Hospital Intermédio de Oshakati, no norte da Namíbia, observou-se que a maioria das multíparas que eram vistas devido a complicações pós-parto tinham dado à luz em casa (IHO Records, 2011).

1.1.8 Nível de escolaridade das mães

O nível de escolaridade da mãe é outro fator que influencia o facto de uma mulher fazer ou não o parto na unidade de saúde. Alguns estudos revelaram que as mulheres grávidas que frequentaram, pelo menos, o ensino superior têm doze (12) vezes mais probabilidades de dar à luz numa unidade de saúde do que as que não têm educação formal. Por outro lado, as mulheres grávidas cujos maridos frequentaram o ensino superior ou superior têm três (3) vezes mais probabilidades de dar à luz numa instituição de saúde do que aquelas cujos maridos não têm educação formal (Bayu et al, 2015).

A educação foi considerada um forte determinante da utilização dos serviços de saúde pelas mulheres num estudo relacionado (Orabaton, 2014). É bem reconhecido que a formação académica da mãe tem um impacto positivo na utilização dos cuidados de saúde. Um estudo realizado no Peru (dados do DHS, 2008) encontrou um efeito estatisticamente significativo da educação da mãe na utilização de cuidados pré-natais e assistência ao parto. Noutro estudo, Becker e colegas (Bochaberi-Mokua, 2014) concluíram que a educação da mãe é o fator determinante mais consistente e importante da utilização dos serviços de saúde materna e infantil. Vários outros estudos também encontraram um forte impacto positivo da educação das mães na utilização dos serviços de saúde (Kabir, Hafiz & Khan, 2013). Isto significa que as mulheres mais instruídas estão mais conscientes dos problemas de saúde, sabem mais sobre a disponibilidade de serviços de saúde e utilizam esta informação de forma mais eficaz para manter um bom estado de saúde. A educação da mãe pode também servir como variável de substituição de uma série de variáveis de contexto que representam um estatuto socioeconómico mais elevado, permitindo-lhe assim procurar cuidados médicos adequados sempre que o considere necessário.

2.5 Principais intervenções e estratégias para melhorar a utilização dos serviços pré-natais, de parto e pós-natais nas unidades de saúde

Os serviços de cuidados pré-natais (ANC), de parto e de cuidados pós-natais (PNC) devem ser encarados como um processo contínuo de cuidados. De acordo com Mrisho (2009), os cuidados pré-natais e os cuidados pós-natais devem centrar-se no acesso geográfico e económico, ao mesmo tempo que se esforçam por tornar os serviços mais sensíveis às questões culturais. Os cuidados pré-natais e os CPN podem oferecer oportunidades importantes de ligação entre o sistema de saúde e a comunidade, encorajando as mulheres a dar à luz com assistentes qualificados. Resolver a falta de pessoal através da expansão das oportunidades de formação e dos incentivos aos prestadores de cuidados de saúde e desenvolver diretrizes de cuidados pós-natais são passos fundamentais para melhorar a saúde materna e neonatal.

2.5.1 Cuidados pré-natais (ANC)

As mulheres grávidas nos países de baixo e médio rendimento sofrem desproporcionadamente de mortes maternas devido a complicações da gravidez. Também as taxas de mortalidade neonatal são elevadas nestes contextos. Melhorar o acesso aos CPN durante a gravidez pode melhorar os resultados para as mulheres e os bebés, porque os cuidados pré-natais estão positivamente associados a mulheres grávidas que dão à luz em estabelecimentos de saúde e a mais bebés com peso normal à nascença. A OMS recomenda que todas as mulheres grávidas recebam, pelo menos, quatro ou mais consultas de cuidados pré-natais, uma vez que uma fraca participação nos CPN está associada a partos de bebés com baixo peso à nascença e a mais mortes neonatais. Os cuidados pré-natais podem incluir educação sobre potenciais problemas com a gravidez e o parto, cuidados infantis e prevenção ou redução de doenças durante a gravidez (Mbuwagbaw et al., 2015).

Na Namíbia, a adoção de serviços de cuidados pré-natais focalizados (FAC) obrigou à redução das consultas mensais de ANC para 4 consultas de ANC durante a gravidez e reduziu o tempo e o dinheiro necessários para as mulheres acederem aos serviços pré-natais. Foi através dos cuidados obstétricos e neonatais de emergência (EMONC) que foram introduzidos os cuidados pré-natais específicos. Este, tal como definido pela OMS (2013), é um novo modelo de CPN baseado em quatro visitas orientadas para objectivos.

Este modelo demonstrou ser eficiente e mais rentável, uma vez que os profissionais de saúde gastam uma média de 46 minutos na primeira visita e 36 minutos nas visitas de retorno. A mulher grávida só precisa de quatro visitas durante a gravidez, exceto se houver complicações, e a última visita é por volta das 36 ou 37 semanas de idade gestacional, o que reduziu as visitas de ANC desnecessárias (MOHSS, 2014b).

2.5.2 Entrega hospitalar

O parto nas unidades de saúde com parteiras qualificadas tem sido recomendado como a opção preferida para as mulheres grávidas (OMS, 2014). A mobilização da comunidade é necessária para aumentar os partos nas unidades sanitárias. No Malaui, isso é feito principalmente através do trabalho com líderes tradicionais e religiosos, educando-os sobre a maternidade segura. Estes, por sua vez, educam outros líderes tradicionais e os membros da sua comunidade e também tomaram a iniciativa de aprovar leis locais que proíbem formalmente os partos TBA. Estas leis locais incluem geralmente punições (uma multa de uma cabra ou de uma galinha para qualquer mulher grávida que dê à luz com uma TBA, e para a TBA que a fizer). Os chefes ou líderes comunitários também recrutam voluntários da comunidade para servirem de mães secretas, para seguirem todas as mulheres grávidas da comunidade e orientarem-nas para que frequentem os cuidados pré-natais e façam o parto na unidade de saúde mais próxima (Iniciativa Presidencial para uma Maternidade Segura, Plano Estratégico, 2012-2016).

2.5.3 Construção/ampliação de casas de espera para maternidade nas unidades de saúde

A OMS também recomendou a utilização de casas de espera de maternidade como uma estratégia eficaz para abordar o acesso e a utilização dos serviços de parto (OMS, 2014d). O governo do Malawi adoptou a estratégia e planeou construir ou expandir as casas de espera para maternidade com 24 ou 36 camas em todo o país, de modo a que as mulheres se dirijam à unidade de saúde quando atingem o nono mês de gravidez e aí esperem até ao parto (MOH Malawi, 2013). Isto alivia o fardo das mulheres em trabalho de parto que tentam encontrar transporte. As mulheres são frequentemente acompanhadas por uma parente do sexo feminino que fica no abrigo dos guardiões da unidade de saúde, um abrigo simples concebido para alojar os familiares das pacientes internadas. O tempo que as mulheres permanecem nos lares de espera facilita o seu controlo regular nas últimas semanas de gravidez e constitui uma oportunidade para uma educação sanitária adicional.

Existem casas de espera para maternidade em algumas instalações na Namíbia, como Engela e Okongo
Hospitais.

2.5.4 Parteiras comunitárias

A outra estratégia que está a ser implementada no Malawi é a formação de um novo quadro de parteiras conhecido como "parteiras comunitárias". Este programa é mais curto do que o das parteiras tradicionais e a formação tem uma duração de 18 meses em vez de 3 anos. Como estas parteiras serão menos experientes, o plano é que sejam colocadas em locais onde possam ser supervisionadas por parteiras totalmente qualificadas. Existem alguns desafios relacionados com este acordo, uma vez que existe uma taxa global de vagas muito elevada nos postos de parteiras. Além disso, quando o programa foi iniciado, previa-se que estas parteiras fossem colocadas na comunidade, mas não existem infra-estruturas a esse nível, nem um edifício para utilizarem como centro de parto. Também não existe uma ligação para garantir um encaminhamento rápido e seguro quando necessário (Iniciativa Presidencial para uma Maternidade Segura, Plano Estratégico 2012-2016).

2.5.5 . Integração de outros serviços nos serviços de CPN e de parto

De acordo com a Iniciativa Global de Saúde da Namíbia 2011-2015/16, um dos principais obstáculos à prestação de cuidados de qualidade tem sido a falta de serviços laboratoriais na maioria das clínicas e centros de saúde da Namíbia. O envio de espécimes para laboratórios distantes tem sido associado a um longo tempo de espera, o que significa que os resultados dos testes estão atrasados. Este atraso, por sua vez, leva a taxas mais elevadas de perda de seguimento entre as utentes de ANC que não podem deslocar-se facilmente de e para a clínica. Uma Política Nacional de Laboratórios de Saúde Pública e um Plano Estratégico reforçaram a supervisão dos serviços laboratoriais pelo MOHSS, por exemplo, o teste de contagem de CD4. A integração inteligente do programa de segurança do sangue no programa de prevenção do VIH contribuiu para o reforço do sistema de saúde materna. O programa de ação do Presidente dos Estados Unidos

O apoio do Plano de Emergência para o Alívio da SIDA (PEPFAR) ao Serviço de Transfusão de Sangue da Namíbia também reforçou a prestação de serviços de transfusão de sangue na Namíbia, muito para além do mandato original do programa para a prevenção do VIH. Os serviços de transfusão de sangue - um pilar dos EMONC - estão agora disponíveis em 31 instalações de cuidados de saúde em todo o país, com 13 instalações a fornecerem serviços de compatibilidade total. O acesso alargado a serviços de transfusão de sangue de qualidade melhorou a capacidade dos médicos para prescreverem e os doentes receberem sangue quando necessário. Uma vez que as enfermarias de trabalho de parto e de parto são grandes consumidoras de sangue, o investimento do PEPFAR na prevenção do VIH e na segurança do sangue está a ter um impacto mensurável na solidez do sistema de saúde da Namíbia e, em última análise, na saúde e no bem-estar das mães e dos seus bebés. Outro programa que foi integrado nos cuidados pré-natais é a eliminação virtual da transmissão do VIH de mãe para filho. O governo da Namíbia lançou os serviços de prevenção da transmissão do VIH de mãe para filho (PTV) em 2002 em duas unidades de saúde - os hospitais intermédios de Katutura e Oshakati. Desde então, a PTV expandiu-se e integrou-se em mais de 90% de todas as instalações de saúde que oferecem serviços de cuidados pré-natais em todo o país. O teste e o aconselhamento sobre o VIH (uma política de auto-exclusão) e a utilização de testes rápidos de VIH com resultados no próprio dia são fornecidos nestas unidades de saúde. Mais de 90% de todos os participantes nos CPN são testados para o VIH e aconselhados sobre o VIH e a PTV (MOHSS, 2008).

Para além disso, a criação e a operacionalização do programa Health Extension Workers (HEW) deu um novo impulso aos serviços de cuidados materno-infantis na Namíbia. Este novo programa reforçou a implementação de serviços integrados. O sistema de saúde da Namíbia baseia-se, em grande medida, em instalações. Dadas as grandes distâncias entre as comunidades e as instalações, o acesso aos cuidados de saúde constitui um grande desafio. Estes desafios contribuem para o agravamento dos resultados no domínio da saúde em termos de taxas de mortalidade. Torna-se fundamental levar os serviços de saúde à comunidade. Atualmente, esse trabalho é feito em grande parte por voluntários financiados por

ONG, tal como constatado na revisão do sistema do MOHSS efectuada em 2006. Para resolver a questão, o MOHSS criou um novo quadro de trabalhadores de extensão da saúde com base na comunidade que fornece um pacote integrado de serviços. Os HEWs irão motivar os indivíduos, as famílias e as comunidades a desempenhar um papel mais importante na melhoria do seu próprio estado de saúde e a procurar serviços de saúde em tempo útil. Deverão igualmente abordar a elevada taxa de perda de seguimento dos bebés expostos ao VIH e das suas mães, bem como as taxas de retenção da TARV abaixo do ideal. Os enfermeiros da comunidade estão a prestar apoio no rastreio das mães-bebés e dos doentes com TARV que necessitam de apoio e não podem aceder às unidades de saúde. A integração e a interligação destes serviços melhoraram consideravelmente o acesso aos serviços de saúde materna por parte das mulheres multíparas e grã-multíparas, que são frequentemente as que se encontram em maior risco e muitas delas residem em zonas rurais desprovidas de parteiras e médicos altamente qualificados.

2.6 Resumo

Neste capítulo, foi apresentado o enquadramento da investigação e foram revistos alguns estudos relativos a factores que contribuem para a não utilização de partos institucionais entre mulheres multíparas em idade reprodutiva em diferentes países e na Namíbia. Alguns dos factores identificados incluem a idade das mulheres, o nível educacional das mulheres e dos seus cônjuges/parceiros, factores económicos e outros factores sociais e culturais e crenças. Outros factores contributivos citados relacionavam-se com o acesso às instalações de saúde, a disponibilidade de assistentes e equipamentos qualificados, bem como a atitude dos profissionais de saúde em relação às mulheres grávidas em trabalho de parto. Foram também destacadas algumas estratégias empregues para melhorar os serviços de saúde materna e o parto nas unidades de saúde. O capítulo três (3) que se segue apresentará a metodologia adoptada pelo investigador neste estudo.

CAPÍTULO 3

METODOLOGIA DE INVESTIGAÇÃO

3.1 Introdução

Este capítulo apresenta a metodologia adoptada pelo investigador para a realização da investigação. O desenho da investigação e os métodos, o processo de recolha e análise de dados e as questões éticas abordadas são abordados neste capítulo. Os dados foram recolhidos pelo investigador através de um guião de entrevista estruturado especificamente concebido para este estudo, abordando apenas as variáveis de interesse. O estudo seguiu um desenho de investigação quantitativa, sendo discutidos a população e a amostra e os procedimentos de amostragem, o instrumento de investigação, a recolha de dados e os procedimentos de análise.

3.2 Conceção da investigação

Uma conceção de investigação é um plano processual adotado pela investigação para responder a uma pergunta de forma válida, objetiva, precisa e económica. Através de uma conceção da investigação, o investigador decide por si próprio e comunica aos outros as decisões relativas à conceção do estudo que se propõe utilizar, à forma como vai recolher as informações dos inquiridos, à forma como os inquiridos serão selecionados, à forma como as informações recolhidas serão analisadas e à forma como as conclusões serão comunicadas (Kumar, 2011). O investigador aplicou uma abordagem científica ao estudo de uma questão de interesse, movendo-se de forma sistémica desde a definição de um problema e a seleção de conceitos sobre os quais se concentrar, passando pela conceção do estudo e pela recolha de informações, até sugerir recomendações para a resolução do problema (Bhattacherjee, 2012).

O investigador procurou compreender os factores associados ao parto e ao não parto no hospital e nos centros de saúde por parte de mulheres multíparas e grã-multíparas. Com base nisto, a abordagem considerada foi a de recolher dados de mulheres que já tinham dado à luz e analisar os factores. Por conseguinte, o desenho escolhido foi um desenho transversal que recolheu dados das participantes no estudo num determinado momento. Os estudos transversais implicam a recolha de dados sobre uma secção transversal da população, que pode incluir toda a população ou uma amostra. Estes dados fornecem uma imagem da situação real num determinado momento (prevalência pontual) ou durante um período de tempo (prevalência periódica) (OMS, 2006). Este estudo visou apenas as mães que frequentaram os serviços pós-natais nas unidades de saúde selecionadas entre agosto e novembro de 2015.

Utilizou-se uma conceção quantitativa para realizar este estudo porque o investigador estava interessado em quantificar a magnitude da contribuição destes factores para o problema. Este estudo recolheu informações quantitativas sobre as razões pelas quais as mulheres não deram à luz nas instituições de saúde, bem como sobre as que deram à luz nas unidades de saúde da região de Oshana, utilizando perguntas estruturadas.

Os estudos exploratórios não têm por objetivo a generalização a grandes populações. São concebidos para aumentar o conhecimento do campo de estudo (Kumar (2011). Este estudo foi concebido como um estudo exploratório, quantitativo e descritivo, de corte transversal, que compara factores relacionados com a utilização e a não utilização de instalações de saúde para dar à luz por mulheres multíparas e grã-multíparas na região de Oshana, na Namíbia.

3.2 População do estudo

A população foi definida como um conjunto completo de elementos, pessoas ou objectos, que possuem algumas caraterísticas comuns definidas pelos critérios de amostragem estabelecidos pelo investigador (University of Missouri, n.d.), enquanto Burns e Grove (2007) definem uma população como um conjunto de entidades em que estão representadas todas as medidas de interesse para o campo de estudo. As mulheres que frequentaram os serviços de cuidados pós-natais nas três unidades de saúde selecionadas, entre agosto e novembro de 2015, na região de Oshana, constituíram a população-alvo deste estudo. Devido à limitação prática de acesso às mulheres-alvo, a população deste estudo incluiu um subconjunto de todas as mulheres que utilizaram os serviços de cuidados pós-natais nos locais de estudo, que incluíram o Hospital Intermediário, o centro de saúde de Oshakati e Ou Nick e o centro de saúde de Ongwediva. As participantes incluíam as mulheres multíparas e grã-multíparas que frequentaram os serviços nas unidades de saúde especificadas durante as primeiras seis semanas após o parto. Incluíram-se as que tiveram o parto nestas unidades de saúde, bem como as que não tiveram o parto nestas instituições de saúde, mas que frequentaram os serviços de cuidados pós-natais nestas unidades nos cinco meses anteriores à fase de recolha de dados.

3.2.1 Critérios de inclusão

Este estudo incluiu mulheres multíparas e grã-multíparas que frequentaram os serviços de saúde materno-infantil do Hospital Intermédio de Oshakati e de dois centros de saúde próximos, nomeadamente o Centro de Saúde de Ou Nick e Ongwediva, entre agosto e novembro de 2015. Foram entrevistadas mulheres de gravida dois (2) e acima, independentemente da sua idade, incluindo aquelas com menos de 15 anos. O estudo também incluiu multíparas que trouxeram seus filhos para outros serviços, como internação e tratamento.

3.2.2 Critérios de exclusão

Este estudo excluiu as mulheres gravemente doentes e não comunicativas ou não colaborantes devido a complicações pós-parto. O estudo também excluiu as mães que não tinham cartões pré-natais ou passaportes de saúde infantil. Foram também excluídas do estudo as que frequentaram serviços pós-natais noutras unidades de saúde que não o Hospital Intermédio de Oshakati, o centro de saúde de Ou Nick e o centro de saúde de Ongwediva.

3.3 Amostra e método de amostragem

Uma amostra é uma parte de uma população inteira que possui atitudes, opiniões, hábitos ou caraterísticas que um investigador pretende estudar (Dattalo, 2008). A dimensão adequada da amostra é influenciada pelo objetivo do investigador ao realizar a investigação. De acordo com Dattalo, (2008) é essencial utilizar o tamanho correto da amostra que represente com precisão a distribuição da população. Um tamanho de amostra demasiado grande é um desperdício e, por vezes, impossível de completar. Para uma amostragem adequada da população-alvo, o investigador teve de determinar o número total de mulheres multíparas e grã-multíparas que deram à luz ou que se esperava que dessem à luz nas unidades de saúde selecionadas durante um período de um ano, a fim de estimar o tamanho da amostra.

3.3.1 Dimensão da amostra

Antes de calcular o tamanho da amostra, o investigador determinou algumas coisas sobre a população-alvo e a amostra necessária:

- O número total de mulheres multíparas e grã-multíparas foi de 466 no período de um ano, que deram à luz no Hospital Intermédio de Oshakati, no centro de saúde de Ou Nick e no centro de saúde de Ongwediva, na região de Oshana. Este número foi calculado a partir do registo de partos nestas unidades de saúde.

- Margem de erro (Intervalo de confiança) - Nenhuma amostra será perfeita, pelo que o investigador tem de decidir qual a margem de erro a permitir. Os intervalos de confiança determinam quanto mais alto ou mais baixo do que a média da população o investigador está disposto a deixar cair a média da amostra. O investigador adoptou a margem de erro comum de +/- 5%

  Nível de confiança - É o grau de confiança que um investigador pretende ter de que a média real se insere no intervalo de confiança do investigador. Os intervalos de confiança mais comuns são 90% de confiança, 95% de confiança e 99% de confiança. Para este estudo, o investigador adoptou o intervalo de confiança de 95%.

- Desvio-padrão - Esta é a variação que o investigador espera nas respostas dos participantes. A decisão mais segura para um investigador é utilizar uma margem de erro de 5%, ou seja, 2 desvios-padrão; este é o número mais tolerante e garante que a amostra do investigador será suficientemente grande.

A dimensão da amostra para este estudo foi calculada utilizando o Epi info versão 3.5 para um desenho descritivo transversal em que a experiência/atitude de uma mulher (negativa vs positiva) com o parto institucional é considerada como fator de exposição e o local do parto (unidade de saúde vs domicílio) como fator de resultado. Com uma frequência esperada do resultado desfavorável (parto no domicílio) nas mulheres não expostas (experiência positiva) de 30%, com um rácio de população não exposta para exposta de 1:1, precisamos de um total de 142 mulheres multíparas de 466 da população-alvo como amostra do estudo para obter um rácio de probabilidade de 2,5 com um poder de estudo de 80% a um nível de confiança de 95%. Assim, o investigador optou por uma amostra de 142 mulheres multíparas/grandes multíparas.

3.3.2 Amostragem por conveniência

Devido ao facto de não existir um registo para as mulheres que deram à luz em casa, o investigador adoptou uma estratégia de amostragem por conveniência para selecionar as participantes no estudo. As mulheres que deram à luz nas unidades de saúde costumam ter uma consulta pós-natal aproximadamente 6 semanas após o parto e as que não deram à luz nas unidades de saúde também trazem os seus recém-nascidos para serem imunizados 6 semanas após o parto. Por conseguinte, o investigador adoptou uma abordagem de amostragem de conveniência para o registo das mulheres no estudo durante o período de recolha de dados, à medida que estas frequentavam a clínica pós-natal.

Todas as mulheres multíparas e grã-multíparas que visitaram as unidades de saúde para serviços pós-natais (mãe e bebé) e que satisfizeram os critérios de inclusão foram incluídas no estudo. O registo foi interrompido quando a dimensão da amostra necessária foi atingida durante o período de estudo.

3.4 Instrumento de investigação

O investigador concebeu um guião de entrevista estruturado, com base na informação recolhida na revisão da literatura. O projeto de questionário foi pré-testado em 10 clientes. O investigador conduziu estas 10 entrevistas. Após o teste-piloto, algumas perguntas foram revistas e reorganizadas para melhor fluidez das perguntas e compreensão por parte dos inquiridos.

O instrumento final de recolha de dados foi estruturado com base nos contributos recebidos durante a fase-piloto do projeto de instrumento de recolha de dados e tinha duas secções diferentes:

Secção A: centrava-se nos dados sociodemográficos, com sete itens, incluindo a idade, o estado civil, a paridade, a gravidez, o nível de educação e a profissão dos inquiridos e o seu local de residência.

Secção B: procurava obter as caraterísticas obstétricas das participantes, incluindo a paridade, o número total de consultas de ANC, o acompanhante do último parto, o resultado do último parto e o local do parto, bem como o local dos partos anteriores.

3.5 Fiabilidade e validade

3.6 .1 Fiabilidade

A fiabilidade foi definida como o grau de exatidão e consistência com que um instrumento mede o atributo que foi concebido para medir (Polit & Beck, 2010). Ao realizar este estudo, a fiabilidade da investigação foi assegurada através de testes-piloto do questionário e da garantia de que todos os itens do questionário eram compreendidos pelos inquiridos. As entrevistas foram conduzidas apenas pelo investigador, o que garantiu que os itens do questionário fossem administrados da mesma forma a todos os inquiridos.

Alfa de Cronbach para a fiabilidade dos itens do questionário

O investigador elaborou o questionário com base nos objectivos da investigação e na revisão da literatura. As seguintes variáveis foram consideradas factores importantes na escolha do local de parto pelas mulheres grávidas - idade da mulher, nível de escolaridade, estado civil, ocupação, local de residência, distância até à unidade de saúde mais próxima, paridade da mulher, frequência de consultas de ANC e local de parto de gravidezes anteriores. Estes factores foram depois submetidos a testes de fiabilidade utilizando o Alfa de Cronbach no SPSS. O Alfa de Cronbach mede a consistência interna dos factores, como se mostra a seguir:

Estatísticas de fiabilidade

Cronbach's Alpha	Cronbach's Alpha based on standardized items	N of items
.517	.375	9

O Alfa de Cronbach testa a fiabilidade com que os diferentes itens de uma variável ou ferramenta medem a mesma variável latente. A pontuação do Alfa de Cronbach varia entre 0 e 1. Quanto mais próxima de 1 for a pontuação, mais consistentes são internamente os itens da variável ou ferramenta.

A partir do resultado da análise, o Alfa de Cronbach para as variáveis-chave do questionário foi de 0,517. Isto indica que as variáveis do questionário eram bastante consistentes internamente como medida dos factores associados à utilização e não utilização dos serviços de parto. Uma pontuação inferior a 0,5 é geralmente considerada inaceitável com base na regra de George e Mallery (2003), conforme citado por Kroone (2014).

3.5.2 Validade

A validade é o grau em que um instrumento mede o que é suposto medir (Polit & Beck, 2010). As formas de validade incluem a validade de conteúdo, que diz respeito à forma como o instrumento cobriu todo o conteúdo da investigação em conformidade com os objectivos da investigação, a validade relacionada com os critérios, que se centra na adequação do instrumento de investigação e no processo e a validade dos constructos, que diz respeito à forma como os constructos abrangidos pela investigação foram cobertos e medidos de forma abrangente.

Neste estudo, o investigador assegurou a validade da investigação através de uma análise exaustiva da literatura e do desenvolvimento do questionário para cobrir os objectivos da investigação e os factores importantes que foram identificados como tendo influência na utilização das unidades de saúde para o parto pelas mulheres. O questionário foi revisto pelo supervisor do estudo e por outros investigadores experientes e a metodologia seguida foi considerada sólida, em conformidade com os objectivos da investigação.

3.6 Procedimento de recolha de dados

O investigador visitou os locais de estudo e entregou uma cópia da carta de autorização do Ministério da Saúde e dos Serviços Sociais, bem como do Diretor Regional de Saúde, à enfermeira responsável e ao membro do pessoal da clínica de ANC, para obter a sua autorização e cooperação para a recolha de dados nos locais. Foram explicados às enfermeiras a finalidade e os objectivos da investigação e o que era exigido ao pessoal e aos participantes no estudo. O investigador explicou ainda que os dados seriam recolhidos nos dias das consultas pós-natais, que se realizam às segundas-feiras nas três unidades sanitárias. O investigador combinou então com os enfermeiros de cada uma das unidades sanitárias selecionadas a identificação das utentes que preenchiam os critérios de inclusão, incluindo os casos de parto domiciliário, e encaminhou-as para o investigador. Os enfermeiros das clínicas enviavam uma mensagem curta através do telemóvel ou telefonavam ao investigador quando havia uma cliente disponível que preenchia os critérios. Isto assegurou que o trabalho normal nas clínicas não fosse muito perturbado.

A recolha de dados foi efectuada pelo investigador em inglês para aqueles que compreendiam o inglês. No entanto, como o investigador falava fluentemente a língua local (Oshiwambo) e era capaz de traduzir quaisquer palavras inglesas para a língua local, os participantes que não falavam inglês foram entrevistados na língua local Oshiwambo.

O investigador realizou entrevistas presenciais, utilizando o questionário que continha perguntas fechadas e abertas, depois de os participantes terem recebido explicações verbais sobre o objetivo do inquérito e terem consentido em ser entrevistados. No início de cada entrevista, a carta de consentimento era lida ao entrevistado e, se este concordasse em participar, o processo começava. A recolha de dados de cada participante durou cerca de 20-30 minutos.

3.7 Tratamento e análise de dados

Depois de recolher os dados de cada participante, o investigador verificou se o questionário estava completo. Os questionários de cada unidade sanitária foram guardados em conjunto. A recolha de dados continuou até se atingir o tamanho estimado da amostra. Uma vez alcançado este objetivo, os questionários foram verificados e introduzidos pelo investigador numa base de dados criada com o Microsoft Excel 2010, com a ajuda de um estatístico. Os dados foram depois importados para o Epi-info versão 7 para análise. A análise foi um processo de duas etapas que consistiu inicialmente em estatísticas descritivas baseadas nas variáveis demográficas e obstétricas relacionadas com as mulheres que deram à luz nas unidades de saúde e em casa. A segunda etapa da análise consistiu em encontrar associações entre as variáveis demográficas e as outras variáveis e a probabilidade de dar

à luz em casa ou na unidade de saúde, utilizando a razão de chances e o valor de p. O rácio de

probabilidades e o valor de p foram, portanto, utilizados para comparar e determinar a importância

das associações.

3.8 Ética na investigação

A autorização para a realização da investigação foi pedida e obtida junto do Comité de Investigação

do MOHSS, depois de o Comité de Investigação de Pós-Graduação da Universidade da Namíbia ter

aprovado a investigação. Também foi obtida autorização para realizar a investigação do Diretor do

MOHSS, Direção Regional de Oshana e do pessoal responsável pelos locais de recolha de dados. Foi

obtido o consentimento informado dos participantes na investigação, explicando-lhes a finalidade e

os objectivos do estudo e obtendo o seu consentimento verbal antes de os entrevistar. A

confidencialidade foi assegurada, uma vez que o investigador não forneceu informações a terceiros,

exceto aos supervisores do estudo, e o nome do participante não foi recolhido durante as entrevistas.

No entanto, as informações sobre as participantes foram verificadas a partir dos seus registos clínicos

ou dos registos dos bebés, a fim de determinar a identidade das participantes para satisfazer os critérios

de inclusão.

3.8.1 Proteção dos direitos dos participantes

Consentimento informado: Todos os participantes no estudo foram informados verbalmente sobre

a finalidade e os objectivos do inquérito. Foram informados de que seria feita uma série de perguntas

relacionadas com factores associados à utilização e não utilização de serviços de parto e foi-lhes

pedido que respondessem aos itens da melhor forma possível. Foram informadas de que o processo

de entrevista demoraria cerca de 20 a 30 minutos. No início de cada inquérito, foi anexada uma carta

de consentimento ao questionário e lida aos participantes para obter o seu consentimento. Foram

informados de que a sua participação no inquérito era voluntária e que podiam desistir em qualquer

altura.

Autonomia: A participação no estudo foi voluntária. Os direitos dos participantes que não participaram ou se recusaram a participar foram respeitados. Os participantes foram informados de que podiam desistir a qualquer momento da sua participação durante o inquérito, sem qualquer prejuízo ou qualquer efeito sobre o seu acesso continuado aos serviços nas unidades de saúde.

Beneficência: Os participantes foram informados de que não havia qualquer benefício direto para eles por participarem no estudo. No entanto, os resultados do estudo serão apresentados ao MOHSS e poderão ser utilizados para melhorar os serviços prestados às mulheres grávidas, a fim de as encorajar a dar à luz nas unidades de saúde.

Não maleficência: Este princípio estipula que se deve ter o cuidado de evitar danos aos sujeitos da investigação, incluindo ter cuidado com as perguntas que pedem respostas pessoais que podem ser emocionais. O investigador abordou esta questão através de uma introdução adequada e explicando quanto tempo será esperado dos participantes para responderem aos itens do questionário. Foi-lhes também assegurada a confidencialidade. Foi selecionada uma sala conveniente em cada uma das clínicas para as entrevistas e o investigador certificou-se de que o participante se sentia confortável antes de começar as entrevistas e durante todo o processo de entrevista.

Justiça: Cada participante no estudo foi tratado de forma justa e o direito à privacidade foi respeitado para aqueles que não quiseram participar no estudo. Foi assegurada uma seleção justa dos participantes no estudo, uma vez que todos os que cumpriam os critérios de inclusão foram inscritos no estudo até se atingir a dimensão da amostra.

Anonimato e confidencialidade: Ao questionário preenchido por cada inquirido foi atribuído um código para efeitos de anonimato, não tendo sido utilizados nomes individuais durante o estudo. As identidades dos participantes foram protegidas de forma a que nem mesmo o investigador possa associar um sujeito aos seus dados. As informações recolhidas foram mantidas confidenciais e não foram disponibilizadas a qualquer outra pessoa, exceto quando serão publicadas para benefício de outros investigadores, mas as identidades dos participantes no estudo continuarão a ser protegidas.

3.9 Resumo

Este capítulo apresentou a metodologia que o investigador adoptou na realização da investigação. O desenho da investigação foi transversal, quantitativo e analítico, utilizando a razão de probabilidades para comparar os factores que foram importantes para fazer com que as participantes optassem por dar à luz nas unidades de saúde ou em casa. O instrumento de recolha de dados e o procedimento de registo também foram discutidos. O plano de análise e as variáveis dependentes e independentes analisadas foram abordados. O próximo capítulo apresentará os resultados da investigação.

CAPÍTULO 4

APRESENTAÇÃO DOS RESULTADOS

4.1 Introdução

Este capítulo apresenta os resultados da análise dos dados que foram recolhidos durante a investigação. Os resultados incluem informações sócio-demográficas dos inquiridos e os factores associados à não utilização e à utilização dos serviços das unidades de saúde entre as mulheres multíparas que deram à luz nas unidades de saúde selecionadas. A análise também examinou a associação entre os factores individuais e a probabilidade de a mulher dar à luz em casa ou na unidade de saúde, utilizando a razão de probabilidades e o valor de p ao nível de significância de 5%. Os resultados da investigação serão discutidos sob o mesmo título que o encontrado no questionário. O estudo contou com um total de 142 participantes selecionadas nas clínicas pós-natais do Hospital Intermédio de Oshakati, do Centro de Saúde de Ongwediva e do Centro de Saúde de Ou Nick. Setenta e uma das participantes (50%) foram aquelas que tiveram parto em casa durante a última gravidez e setenta e uma (50%) foram aquelas que tiveram parto nas unidades de saúde. As distribuições das variáveis foram apresentadas por meio de gráficos e/ou tabelas de distribuição de frequências.

4.2 Caraterísticas sócio-demográficas dos inquiridos

As informações sócio-demográficas obtidas referiam-se à idade, estado civil, profissão, local de residência, religião, grupo étnico e nível de escolaridade dos participantes.

Para cada uma destas variáveis, foi efectuada uma comparação entre os participantes que entregaram

em casa e as que deram à luz nas unidades de saúde.

4.2.1 Distribuição etária

A faixa etária de todas as participantes no estudo era de 17-45 anos, com uma média de 30,6 anos e um desvio padrão (DP) de 6,59 anos. Entre as participantes que tiveram o parto em casa, a faixa etária era de 17-43 anos, com uma média de 28,13 anos (DP 6,0 anos), enquanto entre as participantes que tiveram o parto na unidade de saúde a faixa etária era de 22-45 anos, com uma média de 33,15 anos (DP 6,2 anos).

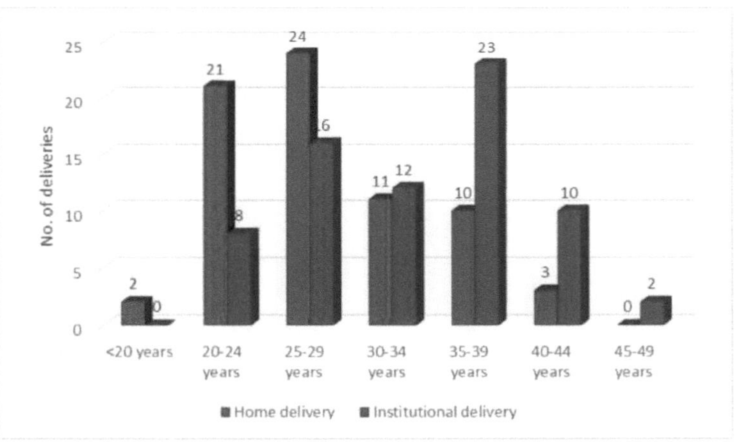

Figura 4.1: Distribuição dos participantes de acordo com o grupo etário e o local de parto

A maior proporção de mulheres que deram à luz em casa era de 25-29 anos, enquanto a maior proporção de mulheres que deram à luz nas unidades sanitárias era de 35-39 anos. Duas das participantes que deram à luz em casa eram adolescentes (com menos de 20 anos), enquanto entre as que deram à luz nas unidades sanitárias doze (16,9%) tinham 40 anos ou mais. A distribuição das participantes de acordo com as faixas etárias é mostrada na Figura 4.1 acima.

4.2.2 Estado civil

Os participantes foram categorizados de acordo com o seu estado civil - solteiros/nunca casados, formalmente casados com um certificado, casados de forma tradicional, co-habitando e os que eram viúvos. A Tabela 4.1 abaixo mostra a distribuição dos participantes de acordo com o seu estado civil.

Quadro 4.1: Estado civil dos participantes

		Home deliveries		Institutional deliveries		Total	
		No.	%	No.	%	No.	%
Marital Status	Single/Never married	48	67.6	39	54.9	87	61.3
	Married with certificate	12	16.9	15	21.1	27	19.0
	Married in traditional way	1	1.4	1	1.4	2	1.4
	Co-habiting	8	11.3	15	21.1	23	16.2
	Widow	2	2.8	1	1.4	3	2.1
	Total	71	100	71	100	142	100

A partir da tabela 4.1 acima, entre as que deram à luz em casa, a maioria (67,6%) eram solteiras, enquanto as que eram casadas de forma tradicional eram as menos (1,4%). Entre as que deram à luz nas unidades sanitárias, as solteiras constituíam aproximadamente 55%, enquanto as viúvas ou casadas de forma tradicional constituíam 1,4%, respetivamente. Uma proporção semelhante (21,1%) das mulheres que deram à luz nas unidades sanitárias era casada com um certificado ou vivia em união de facto com o parceiro.

1.1.3 Profissão dos participantes

O gráfico abaixo mostra a distribuição da ocupação das mulheres que participaram no estudo.

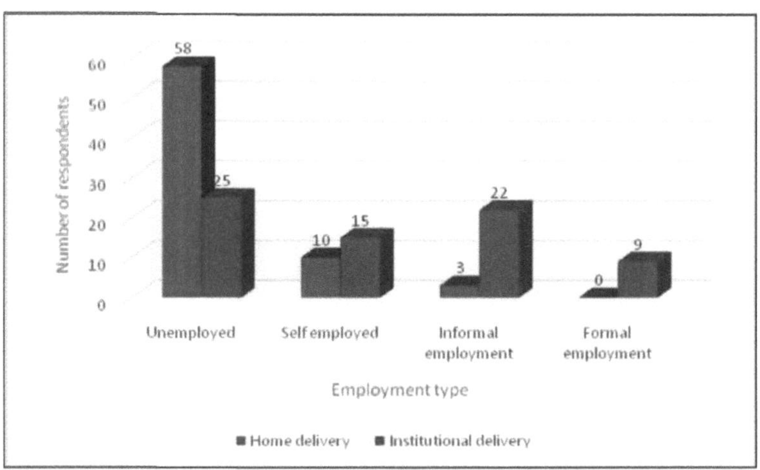

Figura 4.2: Ocupação dos participantes no estudo

O estudo revelou que a maioria das mulheres que fizeram o parto em casa (n = 58, 81,7%) estava desempregada, enquanto as restantes trabalhavam por conta própria ou no sector informal e nenhuma tinha um emprego formal. Entre as que deram à luz nas unidades de saúde, 35,2% (n = 25) estavam desempregadas, enquanto 31% (n = 22) estavam empregadas no sector informal e 12,7% (n = 9) estavam empregadas no sector formal.

1.1.4 Religião e grupo linguístico dos participantes

Todas as mulheres que participaram no estudo eram cristãs e nenhuma indicou acreditar noutra fé. Cerca de 96% (n = 68) das mulheres que deram à luz em casa falavam Oshiwambo e apenas 3 mulheres deste grupo não falavam Oshiwambo. Entre as que deram à luz nas unidades sanitárias, apenas uma mulher não falava Oshiwambo, enquanto as restantes falavam Oshiwambo.

1.1.5 Local de residência

O local de residência dos participantes no estudo foi categorizado em Urbano (Cidade), Periurbano (Barraco) e Rural (Aldeia). A distribuição dos participantes de acordo com o seu local de residência é apresentada no gráfico abaixo:

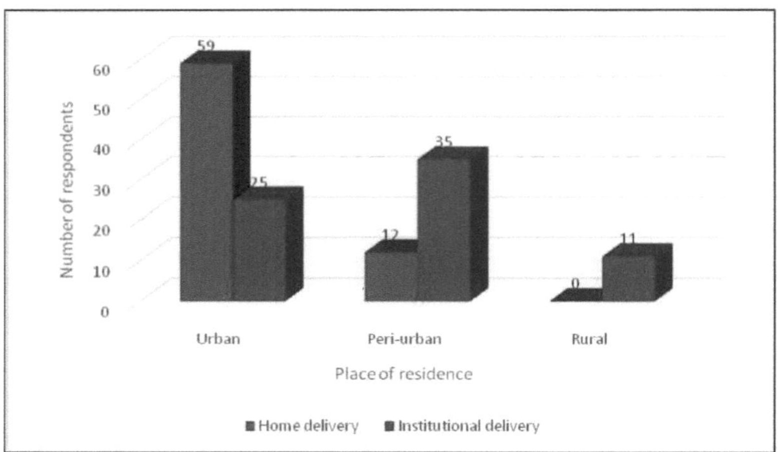

Figura 4.3: Local de residência dos participantes no estudo

O estudo revelou que a maioria das mulheres que deram à luz em casa eram as que viviam nas zonas urbanas (n = 59, 83,1%) e nenhuma residia na zona rural. No caso das mulheres que deram à luz nas unidades de saúde, a maioria (n = 35, 49,3%) vivia na zona periurbana e onze (15,5%) viviam nas aldeias (zona rural).

1.1.6 Distância da unidade de saúde mais próxima na altura do parto

A distância da unidade de saúde foi classificada em duas: cinco quilómetros ou menos e mais de cinco quilómetros. Para as mulheres que deram à luz em casa, a pesquisa revelou que 74,6% (n = 53) viviam a mais de cinco quilómetros da unidade de saúde mais próxima, enquanto 25,4% (n = 18) viviam a menos de cinco quilómetros da unidade de saúde mais próxima. Por outro lado, no caso das mulheres que deram à luz nas unidades sanitárias, cerca de dois terços (n = 47, 66,2%) viviam a menos de cinco quilómetros da unidade sanitária mais próxima e apenas cerca de um terço (n = 24, 33,8%) vivia a mais de cinco quilómetros da unidade sanitária mais próxima.

1.1.7 Nível de escolaridade dos participantes

A investigação examinou o nível de escolaridade das mulheres que participaram no estudo, tanto para as que deram à luz em casa como para as que deram à luz nas unidades de saúde. Os resultados são apresentados no gráfico seguinte (Figura 4.4)

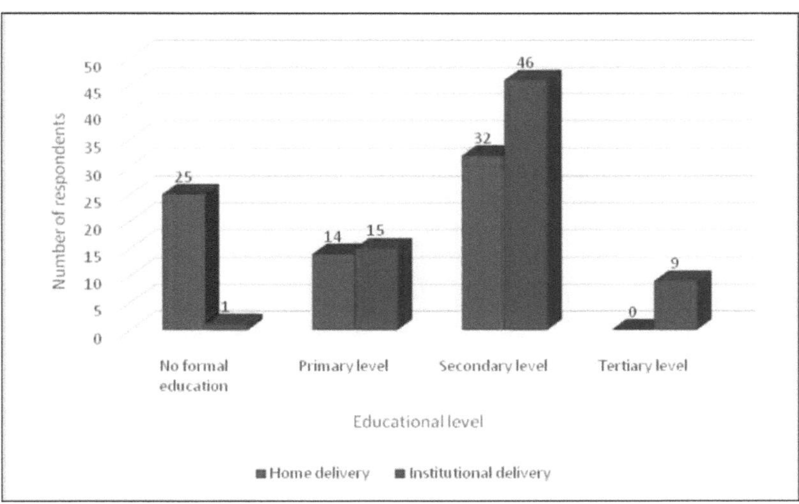

Figura 4.4: Nível de escolaridade dos participantes no estudo

A investigação revelou que um grande número de mulheres que deram à luz em casa não tinham qualquer educação formal, ao contrário das que deram à luz nas unidades de saúde (n = 25 vs n = 1) e que nenhuma das que tinham um nível de educação superior deu à luz em casa. As mulheres que deram à luz nas unidades sanitárias e que tinham pelo menos um nível de ensino secundário ou superior constituíam 77,5% dos inquiridos (n = 55).

4.3 Caraterísticas obstétricas dos grupos de estudo

O estudo examinou as caraterísticas obstétricas das participantes no estudo que constituíram os grupos de resultados. Os principais factores examinados foram a paridade, o número de consultas pré-natais durante a última gravidez, o tipo de assistente durante o último parto, o tipo de parto, o resultado do nascimento da mãe e do bebé e o local do parto.

4.3.1 Paridade dos grupos de resultados

A paridade foi estratificada de acordo com o número de filhos, sendo que as que tinham mais de cinco crianças agrupadas numa só. Os resultados da investigação são apresentados no quadro 4.2:

Tabela 4.2: Paridade dos participantes no estudo (Grupo de resultados)

Characteristic	Strata	Home delivery		Institutional delivery		Total	
Parity		No.	%	No.	%	No.	%
	2	31	43.7	23	32.4	54	38.0
	3	18	25.4	15	21.1	33	23.2
	4	8	11.3	9	12.7	17	12.0
	5	8	11.3	11	15.5	19	13.4
	>5	6	8.5	13	18.3	19	13.4
	Total	71	100	71	100	142	100

A tabela acima mostra que, entre as participantes do estudo que tiveram parto em casa, a maioria era de mulheres com dois filhos (n = 31, 43,7%) e a menor era de mulheres com cinco ou mais filhos (n = 6, 8,5%). No caso das mulheres que deram à luz nas unidades sanitárias, a maioria também tinha dois filhos (n = 23, 32,4%) e a menor parte tinha quatro filhos (n = 9, 12,7%).

4.2.2 Número de consultas de ANC durante a última gravidez

O número de consultas de ANC durante a última gravidez foi examinado para os dois grupos e os resultados são apresentados no gráfico abaixo.

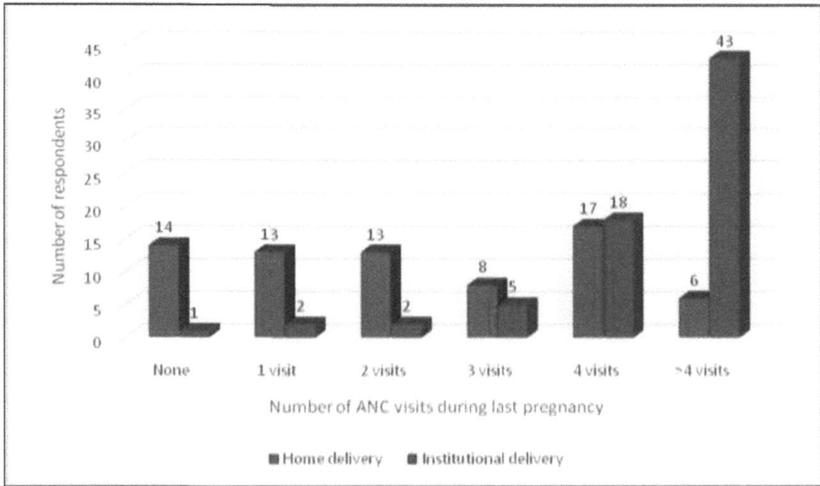

Figura 4.5: Número de consultas de ANC durante a última gravidez para os grupos de resultados

A Figura 4.5 acima indica que a maioria das mulheres que deram à luz nas unidades sanitárias teve quatro ou mais de quatro consultas de ANC durante a gravidez, enquanto cerca de 56% (n=40) das mulheres que deram à luz em casa tiveram duas ou menos de duas consultas de ANC durante a gravidez. Apenas uma mulher que deu à luz no hospital não foi aos CPN durante a gravidez, enquanto catorze das que deram à luz em casa nunca foram aos CPN durante a gravidez.

4.3.3 Atendente do último parto e tipo de parto

A investigação também examinou a natureza do acompanhante no último parto e o tipo de parto a que as mulheres foram sujeitas durante o nascimento do bebé. A Tabela 4.3 resume os resultados do estudo.

Tabela 4.3: Atendente no último parto e tipo de parto

Characteristic	Strata	Home delivery		Institutional delivery		Total	
		No.	%	No.	%	No.	%
Attendant at last delivery	Skilled	3	4.23	62	87.32	65	45.77
	Semi-skilled	7	9.86	9	12.68	16	11.27
	Unskilled	47	66.20	0	0	47	33.10
	No attendance	14	19.72	0	0	14	9.86
	Total	71	100	71	100	142	100
Type of delivery	Normal vaginal delivery	68	95.8	61	85.9	129	90.8
	Caesarian section	0	0	10	14.1	10	7.0
	Assisted delivery	3	4.2	0	0	3	2.1
	Total	71	100	71	100	142	100

A Tabela 4.3 mostra que a maioria das mulheres que deram à luz em casa teve um acompanhante não qualificado (n = 47; 66,2%) ou nenhum acompanhante durante o parto (n = 14; 19,72%). A maioria dos partos neste grupo foi um parto vaginal normal (n = 68; 95,8%). Apenas 3 das mulheres que tiveram parto em casa (4,23%) foram assistidas durante o parto por um assistente qualificado. No caso das mulheres que tiveram o parto nas unidades sanitárias, 87,32% (n = 62) foram assistidas por pessoal qualificado. Dez das mulheres que deram à luz nas unidades de saúde foram submetidas a cesariana durante o parto.

4.3.4 Resultados do nascimento para o bebé e para a mãe

O estudo também analisou o resultado do parto para a mãe e o bebé. O quadro seguinte apresenta os resultados deste estudo.

Quadro 4.4 Resultados para a mãe e o bebé após o último parto

Characteristic	Strata	Home delivery		Institutional delivery		Total	
Birth outcome (Baby)		No.	%	No.	%	No.	%
	Alive & well	61	85.9	69	97.2	130	91.5
	Alive but complicated	5	7.0	2	2.8	7	4.9
	Dead	5	7.0	0	0	5	3.5
	Total	71	100	71	100	142	100
Maternal Outcome	Well	56	78.9	59	83.1	115	81.0
	Complicated	15	21.1	12	16.9	27	19.0
	Total	71	100	71	100	142	100

O estudo revelou que 85,9% (n = 61) das mulheres que deram à luz em casa indicaram que os seus bebés estavam vivos e bem e cinco de cada uma das mulheres indicaram que os seus bebés estavam vivos e complicados ou mortos, respetivamente. Para as mulheres que deram à luz nas unidades de saúde, 97,2% (n = 69) indicaram que os seus bebés estavam vivos e bem, enquanto apenas duas mulheres afirmaram que os seus bebés estavam vivos mas complicados e nenhuma das mulheres tinha um bebé morto.

Quinze das mulheres (21%) que deram à luz em casa declararam ter tido complicações, enquanto apenas 12 (16,9%) das que deram à luz nas unidades sanitárias declararam ter tido complicações. A maioria das mulheres que deram à luz em casa ou nas unidades de saúde declarou que estava bem depois do parto.

4.3.5 Local de entrega anterior

O estudo também analisou o local onde as mulheres de cada grupo tiveram os seus partos anteriores. A Tabela 4.5 abaixo mostra a distribuição gráfica do local dos partos anteriores, tal como foi referido pelas mulheres de cada grupo

Quadro 4.5: Comparação do local do parto durante a última gravidez com o local dos partos anteriores

		Place of delivery of last pregnancy					
		Home		Health facility		Total	
		Number	%	Number	%	Number	%
Place of previous deliveries	Home	6	8.5	0	0	6	4.2
	Health Facility	45	63.4	60	84.5	105	73.9
	Both	20	28.2	11	15.5	31	21.8
	Total	71	100	71	100	142	100

O estudo revelou que a maioria das mulheres do estudo teve partos anteriores nas unidades de saúde entre as que tiveram o parto em casa ou na unidade de saúde durante a última gravidez (63,4%; n = 45 e 84,5%, n = 60, respetivamente). Seis das mulheres que tiveram o parto em casa durante a última gravidez já tinham tido o parto em casa, enquanto nenhuma das que tiveram o parto na unidade de saúde durante a última gravidez teve o parto em casa.

4.4 Associação entre as caraterísticas sócio-demográficas individuais e o local de nascimento

O investigador testou a associação entre as variáveis sociodemográficas individuais e o local de nascimento utilizando o rácio de probabilidades e o teste de significância. As variáveis examinadas foram a idade dos participantes, comparando os que tinham menos de 30 anos com os que tinham 30 anos ou mais, o estado civil, comparando os solteiros com os que eram casados/coabitantes ou viúvos, o local de residência, comparando os que viviam em zonas rurais com os que viviam em zonas urbanas e peri-urbanas, bem como o nível de educação das mulheres, comparando as que não tinham educação formal com as que tinham alguma educação formal. Os resultados da análise são apresentados no quadro 4.6:

Quadro 4.6 Associação entre as caraterísticas sócio-demográficas individuais e o local de nascimento (N = 142)

Characteristics	Strata	Home deliveries		Institutional deliveries		Odds Ratio	95% CI	Sig. test and p-value
		No.	%	No.	%			
Age	<= 29	47	66.2	24	33.8	3.8	1.9-7.7	14.8, p-value <0.01
	30+	24	33.8	47	66.2			
	Total	71	100	71	100			
Marital status	Unmarried	48	67.61	39	54.93	1.71	0.86-3.41	2.39, p-value = 0.06
	Married/co-habiting/widowed	23	32.39	32	45.07			
Residence	Rural (village)	59	83.10	25	35.21	8.88	4.10-20.21	33.46, p-value < 0.01
	Urban/Peri-urban (Town/Shacks)	12	16.9	46	64.79			
Mother's education	No formal education	25	35.21	1	1.41	37.31	6.6-799.5	29.92, p-value <0.01
	Formal education	46	64.79	70	98.59			

4.4.1 Associação entre a idade da mãe e o local do parto

A associação entre a idade da mulher e o local do parto foi testada utilizando o odds ratio para examinar a probabilidade de a mulher dar à luz em casa ou na unidade de saúde.

O grupo etário foi estratificado em dois: o dos 29 anos ou menos e o dos 30 anos ou mais. A análise revelou que o rácio de probabilidades entre o parto domiciliário e o parto institucional era de 3,8, o que era altamente significativo, com um valor de p <0,01. Por conseguinte, a probabilidade de uma mulher ter um parto institucional era muito maior para as mulheres com 30 anos ou mais do que para as que tinham 29 anos ou menos.

4.4.2 Associação entre o estado civil e o local do parto

O estado civil foi classificado entre os solteiros e os casados/em coabitação/viúvos. A análise revelou que o rácio de probabilidades que compara as mulheres casadas, em união de facto ou viúvas com as solteiras ou solteiras era de 1,71, com um intervalo de confiança de 95% de 0,86-3,41 e um valor de p de 0,06. Por conseguinte, não houve uma relação significativa entre o estado civil das mulheres e o local do parto.

4.4.3 Associação entre o local de residência e o local de entrega

Para esta análise, o local de residência foi estratificado em dois: Rural (Aldeia) e Urbano/Periurbano (Cidade/Chacara). A análise revelou que a razão de probabilidades era de 8,88 com um intervalo de confiança de 95% de 4,10-20,21 e um valor de p <0,01. Por conseguinte, a probabilidade de uma mulher dar à luz nas unidades de saúde foi significativamente mais elevada para as mulheres que viviam na cidade e nas zonas periurbanas do que para as que viviam nas aldeias ou nas zonas rurais.

4.4.4 Associação entre o nível de instrução da mãe e o local do parto

O investigador também testou para verificar se havia alguma relação entre o nível de educação da mãe e a probabilidade de dar à luz em casa ou na unidade de saúde. O nível de educação foi estratificado em dois: as que não tinham educação formal e as que tinham alguma educação formal (primária, secundária e terciária). A análise revelou que o rácio de probabilidades era de 37,31, com um intervalo de confiança de 95% de 6,6-799,5 e um valor de p <0,01. Isto demonstrou uma relação altamente significativa entre o nível de educação e o parto numa unidade de saúde. Portanto, ter educação formal está altamente associado ao parto na unidade de saúde.

4.5 Associação entre caraterísticas obstétricas individuais e local do parto

As caraterísticas obstétricas individuais que foram testadas para verificar uma possível associação com o local do parto foram a paridade da mulher, a frequência de ANC durante a última gravidez, o

local do parto anterior e o tipo de parto. Também foi efectuada uma análise para determinar se existia

alguma associação entre a distância da residência da mulher na altura do parto e o local do parto. Os

resultados da análise são apresentados na Tabela 4.7:

Tabela 4.7 Associação entre Caraterísticas Obstétricas Individuais e Local de Parto, N = 142

Characteristic	Strata	Home delivery		Institutional delivery		Odds Ratio	95% CI	Sig. test and p-value
		No.	%	No.	%			
Parity	2-3	49	69.01	38	54.29	1.87	0.94 – 3.76	3.21, p-value = 0.038
	4+	22	30.99	33	45.71			
ANC visits last pregnancy	None	14	19.72	1	1.41	16.94	2.87-371.79	12.51, p-value <0.01
	At least one	57	80.28	70	98.59			
Place of previous delivery	Home	6	8.45	0	0	1.61	Undefined	6.22, p-value = 0.007
	Health facility/both	65	91.55	71	100			
Type of delivery	Normal vaginal delivery	68	95.77	61	85.92	3.68	1.02- 17.31	4.11, p-value = 0.02
	Caesarian section/Assisted delivery	3	4.23	10	14.08			
Distance from health facility at time of delivery	<=5km	18	25.35	47	66.20	0.18	0.08 – 0.36	23.69, p-value <0.01

4.5.1 Associação entre a paridade e o local de entrega

A paridade da mulher na altura da gravidez foi classificada em dois estratos: as que tinham 2-3 gravidezes anteriores e as que tinham 4 ou mais gravidezes anteriores. A análise revelou que o odds ratio foi de 1,87, com intervalo de confiança de 95% 0,94-3,76 e um valor de p

0.038. Com base no intervalo de confiança da razão de probabilidades, pode concluir-se que não existe uma relação significativa entre a paridade da mulher e a escolha do local de parto.

4.5.2 Associação entre a consulta de ANC durante a última gravidez e o local do parto

O número de consultas de ANC para efeitos desta análise foi estratificado em dois: Nenhuma visita de ANC e pelo menos uma visita de ANC durante a gravidez. A análise revelou que o rácio de probabilidades era de 16,94, com um intervalo de confiança de 95% de 2,87-371,79 e um valor de p <0,01. Isto indicou uma relação altamente significativa entre a frequência de consultas de CPN e a probabilidade de dar à luz na unidade de saúde, o que significa que quanto mais uma mulher frequenta os CPN, maior é a probabilidade de dar à luz numa unidade de saúde.

4.5.3 Associação entre o local do parto em gravidezes anteriores e o local do parto na última gravidez

Para esta análise, o investigador agrupou o local do parto em gravidezes anteriores em dois: apenas no domicílio e na unidade de saúde/ambas as unidades de saúde e o domicílio. O rácio de probabilidades foi estimado em 1,61 e o valor de p foi dado como 0,007 (inferior a 0,05), o que foi altamente significativo. Isto demonstra que existe uma relação muito significativa entre o local do parto anterior e o local do parto na última gravidez. As mulheres que já tinham dado à luz em casa tinham mais probabilidades de dar à luz em casa durante a última gravidez e as mulheres que já tinham dado à luz na unidade de saúde ou tanto na unidade de saúde como em casa tinham mais probabilidades de utilizar a unidade de saúde no último parto.

4.5.4 Associação entre o tipo de entrega e o local de entrega

O tipo de parto foi classificado em dois para esta análise: parto vaginal normal e parto assistido/cesariana. A análise mostrou que o odds ratio foi de 3,68, com intervalo de confiança de 95% 1,02-17,31 e um valor de p de 0,02. Isto indica que as mulheres que necessitaram de parto assistido ou cesariana tiveram mais hipóteses de dar à luz na unidade de saúde do que aquelas que tiveram um parto normal.

4.5.5 Associação entre a distância da unidade de saúde na altura do parto e o local do parto

O investigador também procurou perceber se existia alguma relação entre a distância da residência da mulher, na altura do parto, em relação à unidade de saúde e a escolha do local de parto, seja em casa ou na unidade de saúde. A distância da unidade de saúde foi estratificada em 5 km ou menos e mais de 5 km. A análise revelou que o rácio de probabilidade era de 0,18 com um intervalo de confiança de 95% de 0,08-0,36 e um valor de p <0,01. Isto pode ser interpretado como o facto de que, se uma mulher vivesse a menos de 5 km da unidade de saúde, a probabilidade de dar à luz na unidade de saúde era muito maior do que dar à luz em casa.

4.6 Resumo

Este capítulo apresenta os resultados da investigação com base na análise dos dados efectuada. No total, 142 mulheres participaram no estudo, 50% das quais tiveram o parto em casa e 50% tiveram o parto nas unidades de saúde durante a última gravidez. As participantes tinham idades compreendidas entre os 17 e os 45 anos, com uma idade média de 30,6 anos. As que tinham entre 25 e 29 anos constituíam a maioria das participantes no estudo. As que eram solteiras ou não casadas constituíam 61,3% das participantes. A maioria das mulheres do estudo estava desempregada, constituindo 58,5% das participantes do estudo, enquanto as que tinham um emprego formal constituíam apenas 6,3%. O estudo revelou que as mulheres que deram à luz em casa tinham maior probabilidade de estar desempregadas, uma vez que 58 das 71 mulheres que deram à luz em casa (aproximadamente 82%) estavam desempregadas.

O estudo também revelou que as mulheres que não tinham educação formal e as que não tinham assistido aos CPN durante a gravidez ou que já tinham dado à luz em casa tinham maior probabilidade de dar à luz em casa do que nas unidades de saúde durante a última gravidez. A distância de menos de 5 km da unidade sanitária mais próxima na altura do parto e o facto de se residir na cidade ou numa zona periurbana parecem estar positivamente associados ao parto nas unidades sanitárias, mas não foi encontrada qualquer relação significativa entre a paridade da mulher e a escolha do local de parto. O próximo capítulo abordará estas conclusões da investigação.

CAPÍTULO 5
DISCUSSÃO DOS RESULTADOS

5.1 Introdução

Este capítulo apresenta a discussão dos resultados relativos a esta investigação. O objetivo da investigação foi explorar e descrever os factores associados à não utilização dos serviços de assistência ao parto entre as mulheres multíparas que frequentam o serviço pós-parto para mães e bebés no Hospital Intermediário, em Oshakati. O investigador empregou uma análise comparativa dos factores entre as mulheres que frequentam os serviços de clínica pós-natal nas três unidades de saúde selecionadas para identificar quais os factores associados ao parto nas unidades de saúde ou em casa. Uma vez identificados estes factores, as instituições de saúde e os responsáveis pelo planeamento podem conceber intervenções destinadas a diminuir o número de partos em casa na região de Oshana, a fim de reduzir as taxas de mortalidade e morbilidade materna e infantil na região. Os debates centram-se em torno das principais conclusões baseadas nos objectivos da investigação, que foram os seguintes

- Descrever o perfil sócio-demográfico das mulheres multíparas que frequentam os serviços de cuidados pós-parto (mãe e bebé) no Hospital Intermédio de Oshakati, no centro de saúde de Ou Nick e no centro de saúde de Ongwediva.

- Descrever e comparar os factores associados à utilização e não utilização dos serviços de parto institucional entre as mulheres multíparas que frequentam o Hospital Intermédio de Oshakati, o centro de saúde de Ou Nick e o centro de saúde de Ongwediva

5.2 Factores associados ao parto ou ao não parto nas unidades de saúde

5.2.1 Factores sócio-demográficos

O estudo revelou que a percentagem mais elevada (33,80%) das mulheres que deram à luz em casa tinha idades compreendidas entre os 25 e os 29 anos, com uma média de idades de 28,13 anos, enquanto a percentagem mais elevada das mulheres que deram à luz nas unidades de saúde (14,08%)

tinha idades compreendidas entre os 35 e os 39 anos, com uma média de idades de 33,15 anos. Duas das participantes eram adolescentes e ambas tiveram partos em casa. O que se pode deduzir deste facto é que as mulheres que deram à luz em casa eram tendencialmente mais jovens do que as que deram à luz nas unidades de saúde. O parto em casa para mulheres jovens e adolescentes representa um grande perigo para as mulheres, uma vez que pode resultar em morbilidade e mortalidade materna e perinatal. As complicações obstétricas são mais prováveis nas mulheres jovens que engravidam e nas mulheres mais velhas que também engravidam. As mulheres com 35 anos ou mais devem dar à luz no hospital ou em clínicas, porque estas mulheres mais velhas são mais propensas a encontrar emergências obstétricas do que as mais jovens. Fraser, Cooper e Nolte (2014) defendem que, se a idade materna for superior a 35 anos, especialmente se associada a uma paridade igual ou superior a cinco anos, os riscos de mortalidade perinatal e de complicações obstétricas, incluindo a hemorragia pós-parto, aumentam. De facto, desde a adoção do programa de maternidade segura na Namíbia em 1998 e os esforços recentes destinados a acelerar a redução da mortalidade materna na Namíbia, todas as mulheres grávidas, independentemente da paridade, são encorajadas a dar à luz em unidades de saúde com assistentes de parto qualificados.

Embora o número de adolescentes que engravidaram e foram incluídas neste estudo seja reduzido, a gravidez na adolescência é comum na Namíbia e apresenta desafios para o sistema de saúde. O FNUAP (2008) afirma que uma gravidez na adolescência é uma situação de crise, uma vez que é complicada por factores como a interrupção da educação ou da carreira profissional e a falta de aceitação da família ou de apoio paternal, complicada pelo aumento dos riscos médicos durante a gravidez e pelo bebé prematuro nesta idade materna jovem. O físico imaturo das adolescentes pode causar emergências obstétricas e estas mulheres devem dar à luz os seus bebés em estabelecimentos de saúde (Otto, 2015). Além disso, a jovem pode sentir muitas emoções, como a preocupação de contar aos pais e a ansiedade sobre a gravidez e o parto, o que provavelmente pode contribuir para que o parto seja feito em casa ou sozinha (NHS, 2015).

A constatação de que as mulheres mais jovens têm mais probabilidades de dar à luz em casa do que nas instalações de saúde é semelhante às conclusões de um estudo efectuado na Nigéria, que indicou que as mulheres com 25 anos ou menos têm mais probabilidades de não recorrer aos serviços de saúde materna. Do mesmo modo, a constatação de que uma elevada proporção de partos nas unidades de saúde tinha entre 35 e 39 anos de idade coincide com um estudo realizado no Peru, que concluiu que as mulheres mais velhas eram mais susceptíveis de recorrer aos serviços de saúde materna, e os autores sugeriram ainda que este facto se pode dever ao facto de as mulheres mais velhas terem mais conhecimentos e valorizarem mais os cuidados de saúde modernos (Dairo & Owoyokun, 2010). No entanto, um estudo realizado no Zimbabué parece contradizer as suas conclusões e refere que muitas mulheres com idades compreendidas entre os 30 e os 39 anos deram à luz em casa (Mugweni et al, 2008). No entanto, se as mulheres não tiverem o parto em instituições de saúde, podem não conseguir recorrer a encaminhamentos atempados para outras instituições de saúde que prestem os cuidados necessários que podem salvar a vida dessas mulheres e/ou dos seus bebés recém-nascidos e/ou prevenir morbilidades maternas e/ou neonatais (OMS, 2015). As conclusões do presente estudo parecem confirmar as conclusões teóricas de Aminah (2010), no seu estudo realizado no Uganda, segundo as quais a idade da mulher pode influenciar a sua decisão de iniciar tardiamente os serviços de saúde materna ou de não os frequentar de todo.

O estado civil das inquiridas foi outro fator que o investigador examinou para compreender o seu impacto na escolha do local de parto entre as inquiridas neste estudo. O resultado do estudo mostrou que muitas inquiridas são solteiras, independentemente do local do parto, pelo que não houve diferenças significativas neste estudo entre as mulheres que deram à luz em casa e as que deram à luz na unidade de saúde, no que diz respeito ao seu estado civil. Assim, neste estudo, o estado civil não parece ter desempenhado um papel significativo na escolha do local de parto pelas mulheres. No entanto, em alguns contextos, o facto de ser casada pode proporcionar à mulher grávida o apoio social, emocional, psicológico e financeiro que lhe permite aceder aos serviços de saúde materna numa unidade de saúde. As mulheres que tiveram o parto em casa podem não ter tido apoio social e meios que lhes permitissem recorrer aos serviços de saúde materna. Um estudo semelhante efectuado na Nigéria revelou que as mães solteiras, na maior parte das vezes, não recorriam aos serviços de maternidade, pois foi referido que elas não participam na tomada de decisões sobre assuntos que dizem respeito à sua saúde, uma provável falta de apoio e incapacidade de determinar assuntos que dizem respeito à sua saúde pode explicar a sua utilização limitada dos serviços de cuidados maternos (Dairo & Owoyokun, 2010). Além disso, um estudo efectuado na Etiópia revelou ainda que as mulheres que concebem fora do casamento estavam possivelmente menos motivadas para frequentar os serviços maternos devido à estigmatização e marginalização da comunidade e até às atitudes discriminatórias dos profissionais de saúde (Tsegay et al., 2013). No entanto, a estigmatização e a discriminação das mães solteiras não parecem acontecer na Namíbia. A maioria das mulheres que participaram neste estudo estava desempregada e 81,7% das que deram à luz em casa estavam desempregadas, enquanto apenas 12,7% das que deram à luz nas unidades de saúde estavam empregadas no sector formal da economia. Este resultado não indica uma relação significativa entre a profissão da mulher e o local do parto. No entanto, o facto de ter um emprego remunerado confere à mulher poder económico e pode influenciar positivamente a sua decisão de utilizar as unidades de saúde para o parto. As conclusões deste estudo apontam para a elevada taxa de desemprego na região de Oshana, uma vez que, de um total de 70 150 pessoas na população empregável, 26 073 pessoas activas estão desempregadas, de acordo com as estatísticas nacionais (relatório principal do Censo da População e Habitação da Namíbia 2011).

Isto implica que muitas das inquiridas que deram à luz em casa podem ter tido dificuldades financeiras se precisassem de transporte para um hospital ou clínica. Esta situação é semelhante aos resultados de um estudo realizado no Quénia, que indicou que o acesso físico às unidades de saúde, devido à distância e/ou à falta de transporte, e os aspectos económicos são barreiras importantes para as mulheres que não querem dar à luz numa unidade de saúde no Quénia (Kitui et al., 2013). De facto, no presente estudo, o investigador descobriu que 74,6% das mulheres que deram à luz em casa viviam a mais de 5 quilómetros da unidade de saúde mais próxima.

Outra descoberta significativa do presente estudo foi a relação entre o nível de escolaridade e a ocupação das inquiridas e o local do parto. O estudo concluiu que as inquiridas que tinham um nível de ensino secundário ou superior tinham maior probabilidade de dar à luz nas unidades de saúde (n=46 (64,79%)), ao passo que as que não tinham ensino formal ou primário tinham maior probabilidade de dar à luz em casa (n=25 (35,21%)). Ter educação secundária ou terciária foi considerado um fator de previsão significativo para utilizar a instituição como local de parto (OR 29,92, p-valor<0,01). As mulheres com ensino secundário ou superior podem estar mais bem expostas aos programas de educação para a saúde sobre a necessidade de realizar o parto em estabelecimentos de saúde e compreender melhor os perigos do parto em casa. Além disso, ter uma educação secundária ou terciária coloca as mulheres em melhor posição para garantir um emprego e um melhor poder económico para ultrapassar os constrangimentos financeiros do parto nas unidades de saúde, uma vez que a análise deste estudo indicou que as mulheres que faziam o parto em casa estavam desempregadas ou faziam trabalhos braçais, enquanto as que tinham um emprego formal tinham mais probabilidades de fazer o parto nas unidades de saúde

A conclusão de que as mulheres com educação secundária ou terciária eram mais propensas a dar à luz nas unidades de saúde do que as que não tinham educação formal ou primária é semelhante às conclusões de vários estudos na Etiópia por Tsegay et al. (2013), no Zimbabué por Mugweni et al.

(2008) e na Tanzânia por Gwamaka (2012), que revelaram que existe uma relação significativa (influência) entre a educação das mães e a utilização dos serviços de CPN e de parto (OR 29,92, valor p<0,01). A educação de uma mulher desempenha, portanto, um papel importante na sua capacitação e decisão de utilizar os serviços de cuidados materno-infantis nas unidades de saúde. Os resultados acima também estão em linha com um estudo realizado na Etiópia por Mekonnen, Ayichiluhm e Dejenu (2015), e no Quénia por Ogolla (2015), que relataram que a falta de conhecimentos e informações adequadas sobre a gravidez, os resultados dos testes laboratoriais e os perigos da marcação tardia ou da não comparência nos CPN, contribuem para a fraca utilização dos serviços de CPN. Também foi argumentado que o nível de educação do cliente influencia a utilização dos serviços de saúde pelas mulheres grávidas, especialmente após o nascimento. Outra literatura indicou que as mulheres com baixo nível de instrução podem ser facilmente persuadidas pelas avós ou pelas parteiras tradicionais a não irem aos CPN e a darem à luz os seus bebés em casa (Sialubanje et al, 2015). Portanto, é lógico concluir neste estudo que quanto mais elevados forem os níveis de educação das mães, maiores serão as hipóteses de elas utilizarem os serviços de CPN/Parto.

Além disso, algumas conclusões do inquérito estão também de acordo com as conclusões que reconhecem que a falta de educação pode afetar negativamente a compreensão de informações importantes por parte das mulheres e a sua capacidade de tomar decisões informadas, incluindo a consciência dos seus próprios direitos
(Ayele, 2014). Estes resultados implicam que as adolescentes grávidas que podem ter atingido apenas um baixo nível de educação podem não valorizar a utilização dos serviços de CPN/parto. Observou-se que níveis educacionais elevados tanto do marido como da mulher promovem comportamentos positivos de procura de saúde (Ayele, 2014).

Uma outra consideração que contribui para que uma mulher grávida utilize ou não os serviços de saúde materna nas unidades sanitárias é o nível de educação do marido/parceiro. No entanto, este estudo não tentou averiguar os níveis de educação dos parceiros/maridos das inquiridas, pois é do conhecimento geral que na Namíbia o nível de envolvimento masculino nos serviços de saúde reprodutiva é baixo (MoHSS, 2012). Noutros contextos, como na Etiópia, Ayele (2014) referiu que a falta de educação dos chefes de família constituía uma barreira à utilização, pelas mulheres, dos serviços de parto nas instituições de saúde.

5.2.2 Factores obstétricos maternos

Foram examinados vários factores obstétricos para compreender a sua influência na escolha do local de parto pelas mulheres. Entre os factores obstétricos maternos que influenciam a escolha do local de parto de uma mulher, são importantes o número de consultas pré-natais durante a gravidez, a paridade da mulher e os antecedentes obstétricos da mulher relativamente a partos anteriores.

Este estudo revelou que as mulheres que participaram em CPN quatro ou mais vezes tinham maior probabilidade de dar à luz em instituições de saúde (n=43 (60,6%) em comparação com as que participaram em CPN 3 vezes ou menos, que tinham maior probabilidade de dar à luz em casa (n=8 (11,3%). Catorze das 71 inquiridas (19,7%) que tiveram o parto em casa e apenas uma que teve o parto na unidade de saúde

nunca compareceram aos serviços de ANC durante a gravidez. A Namíbia implementa um protocolo de ANC orientado para o foco que exige que as mulheres compareçam a pelo menos quatro consultas de ANC durante a gravidez. A conclusão deste estudo corresponde a um estudo efectuado no Uganda, no distrito de Nkasi, que relatou que todas as mulheres que nunca tinham frequentado uma clínica pré-natal deram à luz em casa (Gwamaka, 2012). A OMS (2012) recomenda que as mulheres comecem as suas consultas de ANC cedo durante a gravidez, antes das 12 semanas de gestação. A

Namíbia adoptou um protocolo de ANC baseado em evidências desde 1996, concentrando-se numa abordagem minimalista ao ANC, mas recomendando um mínimo de quatro visitas e iniciando as visitas de ANC durante o primeiro trimestre de gravidez, e encorajando as mulheres a dar à luz os seus bebés nas instalações de cuidados de saúde (MOHSS, 2014). O MOHSS recomenda que a visita inicial seja efectuada antes das 12 semanas de gestação ou durante o primeiro trimestre.

A frequência dos CPN constitui uma oportunidade para fornecer educação e rastreio do VIH e inscrição nos serviços de PTV, rastrear e tratar a anemia, rastrear e tratar a sífilis e outras infecções que possam afetar o feto e o recém-nascido, bem como identificar e tratar mulheres com problemas obstétricos e/ou médicos. O início dos CPN no início da gravidez permite o desenvolvimento de relações interpessoais entre a parteira e as mulheres grávidas, bem como o desenvolvimento de um plano de parto (OMS, 2013). Como o presente estudo salientou, a não comparência aos serviços de CPN resulta frequentemente em parto domiciliário, com a possibilidade de resultados adversos para a mãe e o bebé. Os factores sociodemográficos e relacionados com a unidade de saúde podem ter um peso importante na decisão da mulher de aceder aos serviços de CPN e, consequentemente, uma maior probabilidade de dar à luz na unidade de saúde. O estudo sublinhou a importância de garantir que as mulheres grávidas sejam apoiadas e encorajadas a frequentar os CPN e, assim, aumentar a probabilidade de darem à luz nas unidades de saúde.

Este estudo demonstrou que a paridade da mulher não parece ter qualquer relação significativa com a escolha do local de parto. As mulheres que tiveram 4 ou mais filhos não parecem ter tido mais partos na unidade sanitária do que as que tiveram 3 ou menos filhos anteriormente.

A investigação também procurou determinar de que forma os factores relacionados com as unidades de saúde podem ter influenciado a decisão das mulheres sobre o local de parto. Esses factores incluíam a distância até à unidade de saúde mais próxima, o local do parto anterior e a disponibilidade de pessoal qualificado. Também foi analisado o resultado do parto para a mãe e o bebé. Os resultados da investigação indicaram que a maioria (74,6%) das mulheres que tiveram o parto em casa vivia a mais de 5 quilómetros da unidade de saúde mais próxima, enquanto a maioria (66%) das mulheres que tiveram o parto nas unidades de saúde vivia a menos de 5 quilómetros da unidade de saúde mais próxima. A distância da unidade sanitária tem influência no custo do transporte para a unidade sanitária, tendo em conta que a maioria das participantes neste estudo estavam desempregadas ou tinham trabalhos braçais. Para além dos custos de transporte, outras considerações de custo incluem o alojamento perto do hospital e as taxas hospitalares, que podem ter desempenhado um papel na determinação do local do parto entre as grávidas, especialmente nas zonas rurais onde as unidades de saúde estão dispersas.

O Hospital Intermédio de Oshakati é a única unidade de saúde pública na região de Oshana que realiza partos e o único hospital de referência para a zona centro-norte do país, que inclui as regiões de Oshana, Oshikoto, Ohangwena, Omusati e Kunene. As mulheres que vivem mais perto dos centros de saúde pagam menos pelos custos de transporte e não têm de pagar alojamento e podem aceder mais facilmente aos serviços de parto nos centros de saúde do que as mulheres que vivem mais longe do hospital. O tempo necessário para chegar ao hospital também pode desempenhar um papel importante, uma vez que quanto maior for a distância do centro de saúde, mais tempo será necessário para a mulher chegar ao centro de saúde. Isto torna-se crítico quando a mulher já começou a sentir dores de parto em casa. Foram registados resultados semelhantes no distrito de Nkasi, no Uganda, onde se verificou que as mulheres que viviam a mais de 5 km da unidade de saúde tinham quatro vezes menos probabilidades de utilizar a unidade de saúde durante o parto, em comparação com as que viviam a menos de 5 km (Gwamaka, 2012).

A mesma experiência também foi encontrada no Quénia, onde as mulheres acham impossível caminhar durante horas ou utilizar o único transporte disponível, pelo que não lhes resta outra opção senão o parto em casa (Carter, 2010). Contrariamente a estas conclusões, um estudo realizado em Kumasi, no Gana, indicou que a distância até às unidades de saúde não é um fator que contribua para a baixa utilização, uma vez que existem muitas unidades de saúde disponíveis para atender a população (Owuso-Danso, 2007).

Na Namíbia, em 2014, o Programa de Aceleração da Redução da Mortalidade Materna e Infantil (PARMaCM), sob a liderança da antiga Primeira Dama, Madame Penexupifo Pohamba, e do antigo Ministro da Saúde, Dr. Richard Nchabi Kamwi, criou o programa de construção de casas de espera para maternidade na Namíbia. O programa centrou-se em distritos específicos como Okongo, Outapi e Engela, que estão atualmente a ser utilizados. No entanto, parece que o abrigo de Outapi para mulheres grávidas ainda não foi construído, como estava planeado pela Comissão de Segurança Social, pois, por enquanto, as mulheres grávidas estão apenas a usar as suas próprias tendas e a viver de forma rude, uma vez que foram vistas a tomar banho nuas em público (Itamalo, 2016). Na altura deste estudo, Opuwo ainda estava a ser planeado, e situa-se na parte noroeste do país. Os outros distritos que estão a ser considerados para este projeto são Katima Mulilo, no nordeste, Gobabis, no leste, e Keetmanshoop, no sul (OMS, 2015). No entanto, não foi construída nenhuma unidade deste tipo no distrito de Oshakati, onde este estudo foi realizado, e o distrito tem a sua quota-parte de mulheres grávidas que vivem longe da unidade de saúde, por exemplo, Uuvudhiya, que fica a cerca de 50 quilómetros do hospital. O significado desta conclusão sobre a distância do local de residência e a escolha do local de parto é que, quando as mulheres vivem mais perto da unidade de saúde, é mais provável que utilizem a unidade de saúde como local de parto preferido.

Este estudo revelou que seis das mulheres que tiveram partos anteriores em casa voltaram a ter partos em casa durante a última gravidez. O estudo revelou que existia uma relação significativa (OR 6,22; p-value=007) entre o local dos partos anteriores e o local do parto durante a última gravidez. Por conseguinte, é mais provável que as mulheres que já deram à luz em casa o façam do que na unidade de saúde, a menos que tenha havido uma intervenção sólida para alterar o status quo. O parto em casa representa um perigo para o recém-nascido e para a mãe, uma vez que este estudo sublinhou que a maior parte das mulheres e dos bebés que tiveram partos em casa sofreram mais morbilidade e mortalidade neonatal e complicações maternas do que as que tiveram partos em unidades de saúde. Esta constatação chamou a atenção para os perigos do parto domiciliário e para a necessidade de procurar sempre promover as unidades de saúde como o local preferido de parto para todas as mulheres grávidas, a fim de travar a maré de morbilidade e mortalidade materna e neonatal.

O estudo revelou que a maioria dos partos que ocorreram em casa foram assistidos por profissionais não qualificados ou não tiveram qualquer assistente no parto, enquanto 87% dos partos nas unidades de saúde foram efectuados por assistentes qualificados e os restantes por assistentes semi-qualificados. Quando as mulheres dão à luz nas unidades de saúde, é mais provável que beneficiem de assistentes qualificados durante o parto e que os incidentes de morbilidade e mortalidade materna e neonatal sejam significativamente minimizados. Como já foi referido, mais mulheres que deram à luz em casa também referiram que os seus bebés tiveram complicações ou morreram após o nascimento (n=10 (14%)) do que as mulheres que deram à luz nas unidades sanitárias (n=2 (2,8%) sob a supervisão de assistentes qualificados. Vinte e um por cento das mulheres que tiveram parto domiciliário referiram ter tido complicações maternas após o parto, em comparação com 17% das mães que tiveram parto nas unidades de saúde. Não se registou nenhuma morte de bebé entre as mulheres que deram à luz nas unidades de saúde. A mortalidade e a morbilidade maternas são muito mais comuns entre as mulheres que dão à luz em casa com assistentes não qualificados. As complicações citadas pelas mulheres deste estudo que deram à luz em casa incluíram anemia devido a hemorragias contínuas, sépsis devido a lacerações de segundo grau, problemas respiratórios e dores de parto que duraram muitas horas. Os problemas sentidos pelos bebés incluíam dificuldade em respirar e morte após o parto. Na cultura de Oshiwambo, a que pertence a maioria das participantes do estudo, quando uma mulher dá à luz em casa, a parteira tradicional geralmente força a mulher a fazer força assim que a dor começa, sem considerar se o trabalho de parto é verdadeiro ou falso (Namupala & Shigwedha, 2006).

Sabe-se que a infeção pelo VIH contribui para a morbilidade e a mortalidade durante a gravidez e o parto (Zaba et al, 2013). Se uma mulher não frequenta os CPN e faz o parto em casa, o seu estado de VIH pode não ser conhecido. Além disso, as práticas anti-higiénicas que podem ocorrer durante o parto domiciliário podem facilitar a transmissão do VIH da mãe para o bebé, especialmente durante o parto, uma vez que a parteira pode não ter conhecimentos e competências em matéria de cuidados obstétricos sobre como fazer o parto de mães seropositivas. Além disso, o parto domiciliário evita a oportunidade do programa de PTV, uma vez que os medicamentos anti-retrovirais, como profilaxia para o bebé, são atualmente fornecidos apenas nas unidades de saúde. Se a mãe viver longe do hospital e não puder chegar à unidade de saúde no prazo de 72 horas após o parto, isso pode afetar negativamente e ter impacto no início da medicação. Um estudo realizado no Malavi indicou também que algumas pessoas serão ostracizadas pela sua comunidade se forem descobertas seropositivas e, assim, continuarão a viver com a doença sem tratamento e a arriscar a infeção de outros, incluindo os seus acompanhantes (Ripple-Africa, 2012). O presente estudo não permite saber se o conhecimento do estatuto de seropositividade desempenhou algum papel na decisão das mulheres de optarem por uma unidade de saúde ou por um parto em casa.

Além disso, um relatório sobre Cuidados Obstétricos de Emergência do Ministério da Saúde e dos Serviços Sociais da Namíbia (2014) concluiu que as mulheres que foram apoiadas durante a gravidez pelos seus cônjuges ou familiares tiveram menos complicações físicas maternas durante o trabalho de parto e o parto. Se esta prática for geralmente permitida nas unidades de saúde, resultará numa melhoria da saúde física e mental no pós-parto e numa menor depressão pós-parto, tal como se verificou no Quénia (Gjerdingen, Froberg & Fontaine, 2015).

5.3 Resumo

Este capítulo discutiu os resultados da investigação, tal como apresentados no capítulo anterior. As principais conclusões dizem respeito à forma como factores como as variáveis demográficas e sociais, os factores obstétricos maternos e os factores relacionados com a unidade de saúde podem ter influenciado a decisão das mulheres que participaram neste estudo de dar à luz na unidade de saúde ou em casa. A investigação revelou que as mulheres mais jovens eram mais propensas a escolher o parto em casa do que as mulheres mais velhas, que recorriam mais ao serviço de saúde. Além disso, as mulheres que viviam a menos de cinco quilómetros da unidade de saúde e tinham o ensino secundário ou superior tendiam a utilizar mais a unidade de saúde do que as que viviam a mais de cinco quilómetros da unidade de saúde e não tinham educação formal ou primária. As mulheres que deram à luz nas unidades de saúde foram as que frequentaram os serviços de cuidados pré-natais quatro ou mais vezes, em comparação com as que deram à luz em casa, que não frequentaram os cuidados pré-natais ou que tiveram menos do que a frequência recomendada de cuidados pré-natais durante a gravidez. A morbilidade e a mortalidade neonatais foram muito mais elevadas entre os bebés que deram à luz em casa do que entre os que deram à luz nas unidades de saúde. Do mesmo modo, a morbilidade materna foi mais elevada entre as mulheres que tiveram partos em casa. Os resultados desta investigação foram comparados com os relatórios de estudos semelhantes realizados noutras partes do mundo. O próximo capítulo resumirá os resultados da investigação, tirará conclusões e fará recomendações para melhorar a utilização das unidades de saúde pelas mulheres como local preferido de parto.

CAPÍTULO 6
CONCLUSÕES, LIMITAÇÕES E RECOMENDAÇÕES

6.1 Introdução

Este capítulo apresenta um resumo dos resultados da investigação com base nos objectivos da investigação. Tira conclusões com base nos resultados e, em seguida, faz recomendações para os principais interessados, a fim de garantir a realização dos principais objectivos da investigação. São também apresentadas as limitações do estudo, destacando os principais pontos fortes e fracos da investigação.

6.2 Conclusões

Tratou-se de um estudo transversal e retrospetivo, ancorado na análise comparativa dos factores que podem ter influenciado as participantes no estudo a decidir entre recorrer às unidades de saúde para o parto ou dar à luz em casa.

O principal objetivo da investigação foi explorar e descrever os factores associados à não utilização dos serviços de cuidados de parto entre as mulheres multíparas que frequentam os serviços de cuidados pós-parto no hospital Intermediário de Oshakati. Para atingir este objetivo, foram formulados objectivos específicos que incluíam selecionar e entrevistar mulheres que frequentavam a clínica pós-natal em 3 unidades de saúde nos arredores de Oshakati, a fim de descrever o perfil sócio-demográfico das mulheres multíparas que frequentavam os serviços de cuidados pós-parto no Hospital de Referência Intermédio de Oshakati, no centro de saúde de Ou Nick e no centro de saúde de Ongwediva e também para determinar os factores associados à não utilização dos serviços de parto institucional entre estas mulheres multíparas. Esta secção do capítulo discute se os objectivos acima referidos foram ou não atingidos.

6.2.1 Descrever o perfil sócio-demográfico das mulheres multíparas que frequentam os serviços de cuidados pós-parto no Hospital Intermédio de Oshakati, no Centro de Saúde de Ou Nick e no Centro de Saúde de Ongwediva

A investigação constatou que as mulheres multíparas que frequentam os serviços de cuidados pós-parto nestas unidades são mulheres com idades compreendidas entre os 17 e os 45 anos, com uma média de 30,6 anos, sendo a maioria (48%) com idades compreendidas entre os 20 e os 29 anos. A maioria destas mulheres (61,3%) era solteira e apenas cerca de 20% eram casadas e 16% viviam numa relação de coabitação com os seus parceiros. Quase todas são falantes de Oshiwambo e identificam-se como cristãs. A maioria delas (55%) tinha o ensino secundário e 18% não tinham qualquer educação formal, enquanto apenas 6% tinham o ensino superior. A maioria das mulheres está desempregada (58,5%) e apenas cerca de 6% têm um emprego formal, enquanto as restantes têm um emprego informal ou por conta própria. Cerca de 92% destas mulheres residem na cidade ou em zonas peri-urbanas e mais de metade delas vive a mais de 5 quilómetros da unidade de saúde mais próxima.

6.2.2 Determinar os factores associados à não utilização de serviços de parto institucional entre estas mulheres multíparas

Para atingir este objetivo, a investigação analisou os factores sociodemográficos, obstétricos maternos e outros factores relacionados, comparando as mulheres que deram à luz nas unidades de saúde com as que deram à luz em casa. Os resultados da investigação revelaram que as mulheres que deram à luz em casa eram tendencialmente mais jovens do que as que deram à luz nas unidades de saúde. As que viviam perto das unidades de saúde tinham mais probabilidades de dar à luz nas unidades de saúde do que as que viviam a mais de 5 quilómetros da unidade de saúde. Além disso, as que estavam desempregadas e tinham pouca ou nenhuma educação tinham mais tendência para dar à luz em casa do que as que tinham alguma educação e estavam empregadas. Assim, o facto de ter educação e estar empregada foi significativamente associado ao parto institucional. O facto de ter frequentado os serviços de cuidados pré-natais quatro ou mais vezes durante a gravidez foi também significativamente associado ao parto institucional. As mulheres que já tinham dado à luz em casa tinham tendência para recorrer ao parto domiciliário, em comparação com as que não tinham tido um parto domiciliário anterior. Não foi encontrada uma relação significativa entre a paridade da mulher e o estado civil da mulher e a escolha do local de parto.

6.3 Limitações do estudo

O estudo limitou-se às mulheres que frequentavam os serviços de cuidados pós-natais e apenas 3 unidades de saúde foram incluídas no estudo. Apenas 142 participantes foram selecionadas para inclusão no estudo. Há outras mulheres que podem ter tido o parto em casa ou noutras unidades de saúde que não foram incluídas no estudo. A generalização dos resultados desta investigação pode, portanto, ser limitada.

Apenas foram realizadas entrevistas estruturadas; no entanto, poderiam ter sido obtidas informações mais aprofundadas através da realização de entrevistas individuais aprofundadas ou de discussões em grupos de discussão.

O desenho do estudo baseou-se numa abordagem analítica retrospetiva transversal. É possível que algumas das inquiridas não se conseguissem lembrar bem de algumas informações relativas a gravidezes anteriores, embora o investigador tenha tentado utilizar o cartão de saúde do bebé atual para obter algumas informações adicionais.

Neste estudo, o investigador não foi além dos factores individuais e não investigou os efeitos dos factores a nível comunitário e distrital na utilização dos serviços de saúde materna.

Assim, para se ter uma imagem composta dos factores e melhorar a utilização dos serviços de saúde materna no Estado, para além do nível individual, há uma forte necessidade de se concentrar nos factores comunitários e distritais, que são igualmente importantes. A influência do cônjuge na utilização dos serviços de saúde materna pela mulher também não foi totalmente explorada neste estudo.

6.4 Recomendações

Este foi um estudo analítico comparativo que identificou uma série de factores que tiveram impacto na decisão das participantes neste estudo de escolherem o parto nas unidades de saúde ou em casa. O objetivo geral deste estudo era identificar esses factores a fim de fazer recomendações de intervenções a implementar para encorajar mais mulheres a utilizar as unidades sanitárias como o local preferido para dar à luz os seus bebés, reduzindo assim os problemas de morbilidade e mortalidade materna e neonatal na Namíbia.

Com base nos resultados da investigação, são feitas as seguintes recomendações:

Implementar campanhas específicas de educação e sensibilização para a saúde

O estudo revelou que muitas mães jovens deram à luz em casa, pelo que é necessária uma intervenção para garantir que todas as mulheres grávidas dão à luz em unidades de saúde. Por conseguinte:

- O Ministério da Saúde e dos Serviços Sociais da Região de Oshana, através da Divisão de Saúde Familiar, deve assegurar que todas as mães, independentemente da sua idade, sejam sensibilizadas, através de reuniões da igreja, reuniões de jovens e nos meios de comunicação social, para a importância da utilização dos serviços de cuidados pré-natais e de parto para que o país tenha uma população saudável.

- O Ministério da Saúde e dos Serviços Sociais, através da Divisão de Saúde Familiar, deve estabelecer uma ligação com o Ministério do Ensino Básico, das Artes e da Cultura no que respeita aos serviços de saúde escolar e fornecer educação sanitária e aconselhamento às mulheres adolescentes sobre a importância dos cuidados pré-natais, do parto institucional e de outros serviços de saúde reprodutiva.

- Melhorar a literacia geral da população: O governo da República da Namíbia deve, através do Ministério do Ensino Básico, das Artes e da Cultura, reforçar a implementação do acesso ao ensino básico, incluindo programas de alfabetização de adultos, para garantir que o nível de alfabetização no país seja melhorado e, assim, facilitar o conhecimento, a compreensão e a utilização dos serviços de saúde reprodutiva, especialmente os serviços pré-natais e de parto institucional.

- É importante capacitar as mulheres jovens em termos educativos e através do fornecimento de competências para um emprego remunerado, uma vez que constituem a maioria das pessoas que acedem às instalações de saúde e necessitam de bons serviços de cuidados maternos e infantis quando engravidam. Isto contribuirá muito para reduzir os incidentes de morbilidade e mortalidade materna e neonatal na Namíbia.

Implementar intervenções para melhorar o acesso e a utilização dos serviços maternos entre as mulheres multíparas

- A investigação salientou que muitas das mulheres que deram à luz em casa estavam desempregadas e não tinham poder económico para aceder aos cuidados nas unidades de saúde. Por conseguinte, recomenda-se que o governo, através do Ministério da Erradicação da Pobreza, do Ministério da Igualdade de Género e do Bem-Estar da Criança e do Ministério do Desenvolvimento Urbano e Rural, implemente medidas que visem capacitar financeiramente as mulheres, de modo a garantir que estas tenham acesso a cuidados pré-natais e ao parto nas unidades de saúde.

- O Ministério da Saúde e dos Serviços Sociais da região de Oshana deve entrar em contacto com os líderes políticos e comunitários locais para garantir que sejam construídas mais instalações de saúde, especialmente nas zonas rurais, de modo a que as futuras mães

possam aceder facilmente aos serviços de cuidados pré-natais e de parto na região de
Oshana.

- O Ministério da Saúde e dos Serviços Sociais e o Gabinete da Primeira Dama, com o
  apoio da OMS e de outros parceiros para o desenvolvimento, devem construir uma casa
  de espera para a maternidade em Oshakati e noutras cidades onde essas instalações
  sejam necessárias para garantir que as mulheres de lugares remotos tenham um lugar
  para ficar quando a hora do parto se aproximar.

- É necessário capacitar os extensionistas de saúde na comunidade para identificar as
  mulheres grávidas e encorajá-las a iniciar os CPN o mais cedo possível ou a dar à luz no
  hospital. A Direção Regional de Oshana do Ministério da Saúde e dos Serviços Sociais e
  a Equipa Distrital de Gestão da Saúde devem assegurar a implementação desta
  recomendação.

- Participação dos parceiros e da comunidade: É necessário reforçar a implementação do
  envolvimento dos parceiros nos serviços de saúde reprodutiva, incluindo os serviços
  pré-natais e de parto. O MOHSS deve estabelecer uma ligação com os meios de
  comunicação social, uma vez que existem alguns estudos que mostram que os maridos e
  parceiros masculinos de mulheres que foram expostos a campanhas de rádio têm duas
  vezes mais probabilidades de participar na saúde materna (Zanawe et al, 2015). A
  televisão, os jornais, bem como pessoas influentes, como músicos, artistas ou
  comediantes locais, devem ser envolvidos para sensibilizar a comunidade para os
  perigos dos partos em casa.

O MOHSS pode adotar a política do Malawi de mobilização da comunidade para aumentar os
partos nas instalações. Isto é feito principalmente através do trabalho com os líderes tradicionais
e religiosos, educando-os sobre a maternidade segura. Estes estão envolvidos na educação mútua
dos líderes tradicionais e dos membros da sua comunidade e também tomaram a iniciativa de

aprovar leis locais que proíbem formalmente os partos em casa ou os partos realizados por parteiras tradicionais. Podem ser concedidos incentivos adequados a nível local às mulheres que efectuam partos nas unidades de saúde, de modo a incentivar outras a seguirem o exemplo.

- O Ministério da Saúde e dos Serviços Sociais deve procurar a colaboração de organizações comunitárias e da sociedade civil e de grupos e activistas de mulheres na implementação, monitorização e avaliação dos serviços de saúde materna e reprodutiva e encorajar as mulheres a utilizarem as instalações de saúde para o parto dos seus bebés quando estão grávidas. A formação e o equipamento das parteiras tradicionais devem ser prosseguidos e estas devem passar a fazer parte do sistema de saúde, uma vez que algumas mulheres, devido a questões culturais, continuam a recorrer aos serviços das parteiras tradicionais.

6.5 . Recomendações para investigação futura

A presente investigação não investigou o papel dos parceiros e dos familiares nas decisões das mulheres de dar à luz, quer na unidade de saúde, quer em casa. Por conseguinte, recomenda-se que uma investigação futura examine estes aspectos, a fim de se ter uma visão holística das questões e intervenções a implementar para garantir que mais mulheres recorram às unidades de saúde para dar à luz os seus bebés.

Além disso, a viabilidade e a aceitabilidade da utilização de incentivos apropriados a nível local para encorajar a prestação de serviços em instalações deve ser investigada numa investigação futura.

6.6 Resumo

Este capítulo apresenta as conclusões, limitações e recomendações resultantes da investigação. As constatações foram resumidas de acordo com os objectivos da investigação e as recomendações feitas aos principais intervenientes para intervenções que, segundo se espera, assegurariam que mais mulheres recorressem aos serviços pré-natais e de parto nas unidades de saúde, reduzindo assim a incidência da mortalidade materna e neonatal na Namíbia. Também foram feitas recomendações sobre áreas para investigação futura. As principais limitações da investigação incluem a natureza retrospetiva dos dados e o envolvimento apenas das mulheres que recorreram às unidades de saúde para obter serviços pós-natais. A investigação proporcionou ao investigador a oportunidade de dar um contributo nesta área da saúde reprodutiva e de lançar alguma luz sobre questões que influenciam as mulheres na escolha do local de parto na região de Oshana. Espera-se que o Ministério da Saúde e dos Serviços Sociais e os principais parceiros nos serviços sociais e de saúde utilizem as informações geradas neste estudo para melhorar os serviços de saúde materna e reprodutiva na região de Oshana, em particular, e noutras regiões semelhantes da Namíbia.

REFERÊNCIAS

Adeyemo, F. (2013). *Análise comparativa das instituições de saúde sobre a atitude e a prática das parteiras em relação às mulheres grávidas durante o parto em Ogbomoso, Estado de Oyo, Nigéria.* IOSR Journal of Nursing and Health Science. Volume 1(3) page 14-19. www.iosrjournals.org.

Aminah, K. (2010). *Factores que determinam a utilização dos serviços de cuidados pós-parto no Uganda. Universidade de Makerere.* Uganda.

Amutenya, F. (2012). *A Etiologia da Mortalidade Materna na região oito da Namíbia: O que é que as autópsias verbais nos dizem?* Departamento de Estatística. Universidade da Namíbia.

Andima, J. (2015, 27 de abril) *Dar à luz em casa é comum em Oshana.* Namibian, p 1.

Anthony, K. (2010). *Factores que influenciam a escolha do local de parto por parte das mulheres grávidas no Distrito de Mukono - Uganda.* Universidade da África do Sul.

Ayele, D.Z. (2014). *Factores que afectam a utilização dos serviços de cuidados de saúde materna na Etiópia.* Disponível em www.hindawi.com/joumal/ism/2014/917058. Acedido em 12 de dezembro de 2016.

Anzaku, A.S & Musa, J. (2012). *Placenta praevia: factores de risco de incidência, resultados maternos e fetais num hospital universitário nigeriano: Jos Journal of Medicine.* Vol. 6(1) pp 42-46.

Bayu, H., Adefris, M, Amano, A., Abuhay, M.(2015). *Preferência das mulheres grávidas e factores associados à utilização de serviços de parto institucional em Debra Markos Town, Noroeste da Etiópia: Estudo de acompanhamento com base na comunidade.* Recebido em 1 de setembro de 2013, Aceite em 13 de janeiro de 2015, Publicado em 5 de fevereiro de 2015.

Bhattacherjee.A. (2012) *Social Science Research: Principles Methods and Practices.* Universidade do Sul da Florida.

Bochaberi-Mokua, J.A. (2014). *Factores que influenciam o parto entre as mulheres grávidas no Quénia: Um caso do distrito de Wareng no país de UasinGishu, Quénia.*

Burns, N. e Grove, S. (2007). Understanding Nursêng Research - Building an evidencebased practice 5th edition. Texas: Elsevier/Saunders.

Carter, A., (2010) *Factores que contribuem para a fraca utilização de cuidados especializados durante o parto em Malindi, Quénia:* primavera da Saúde e do Desenvolvimento.

Cheyne, H., (2015).*Porque é que as mulheres ainda precisam de apoio humano para dar à luz em segurança?* Royal College of Midwives.Universidade de Stirling. Estados Unidos da América.

Chijioke, M.(2012) *Multiparity and Childbirth complications in Rural women of North Eastern Nigeria (Multiparidade e complicações no parto em mulheres rurais do Nordeste da Nigéria).* Recuperado em 27 de junho de 2012 em http// www.scribd.com/doc/98421873.

Colston, J.M. & Burgert, C.R.(2014). *Usando a análise geográfica para informar a tomada de decisão na segmentação de programas baseados em instalações de saúde na Namíbia:* Um documento de orientação.USAID.

Couillard, C. (2015, 17 de junho) *Mães rurais têm acesso a saúde materna de qualidade:* Notícias - Saúde, Namíbia, p 9.

Dairo, M.D & Owoyokun, K.E. (2010). *Factores que afectam a utilização dos serviços de cuidados pré-natais em Ibadan, Nigéria.* Departamento de Epidemiologia e Estatística Médica, Faculdade de Medicina, UCH, Ibadan.

Daysal, Trandafir & Ewijik (2012*). Saving lives at Birth: The Impact of Home Births on Infant Outcome* IZA DP No.6879 Bon. Alemanha.

Dattalo, P (2008). *Determinação da dimensão da amostra: equilíbrio entre potência, precisão e praticabilidade,*

Oxford University Press.

Dahal, R.K.(2013). *Factores que influenciam a escolha do lugar entre as mulheres na zona rural oriental*

Nepal. International Journal of Maternal and Child Health.30-37 .1(2).

Dhakal, D., Teijlingen, E., Rajal, E.A., & Dhakal, K. B. (2011).*Skilled Care at Birth among Rural Women in Nepal: Practice and challenges.* 32 (4).

Digambar, A.C & Sahoo, H. (2011) *Factores que influenciam a utilização dos serviços de cuidados de saúde materna em Uttarakhand.*Volume 5(3).

Dippenaar e Serra, 2012. Segunda edição de Sellers Midwifery. Juta. Cidade do Cabo. África do Sul.

Ekirapa- Kiracho (2014). *Quem é o culpado pelas más atitudes dos profissionais de saúde e como podemos curar esta doença?*

Family Care International. (2003). *Procura de cuidados durante a gravidez, o parto e o período pósparto: A study in Homabay and Migori Districts, Kenya.*SCI Kenya qualitative report.

Fraser, D.M., Cooper, M.A. & Nolte, A. G.W (2010).*Myles Textbook for Midwives: Ed. Africana*: EUA: Churchill Livingstone Elsevier Ltd.

Fraser, D.M., Cooper, M.A. & Nolte, A. G.W (2014).*Myles Textbook for Midwives: Ed. Africana*: EUA: Churchill Livingstone Elsevier Ltd.

Gayle,D. (2016) Namíbia: Adolescent Pregnancies, Namibian Sun, 24 de fevereiro de 2006, p. 1.

Gjerdingen, D.K, Froberg, D.G, & Fontaine, P.(2015) *Social support on women's health during pregnancy, labour and delivery, and post-partum period.* Disponível em www.ncbi.nlm.nih.gov.

Gwamaka, S.(2012). *Utilização e factores que afectam o parto em unidades de saúde entre mulheres que deram à luz recentemente no distrito de Nkasi.* Universidade Muhimbili de Saúde e Ciências Afins. Tanzânia.

Harvey, J. (2011). *Factbox: Why are maternal deaths so high in Afghanistan?[online] Acedido em 20th setembro de 2016 a partir de* www. reaters.com/articlepoirad Paul Tait Afghanistan-Maternity.

Hoque,M., Hoque,E. & Kader, S.B.(2008). *Complicações na gravidez da grande multiparidade num contexto rural da África do Sul: Iranian Journal of Reproductive Medicine.* Vol. 6(1) pp25- 31.África do Sul: Kwazulu Natal.

Iileka, M. (2013*) Enfermeiros suspensos reintegrados em Oshakati*, Namibian Sun, 26 de abril, p. 1.

Itamalo. M(2016,) *National shame at Outapi, pregnant women bath in open, sleep in tents and live rough*, Namibian newspaper November 23, p1.

Hospital Intermédio de Oshakati (2011). Gabinete de gestão do sistema de informação: Hospital de Oshakati, região de Oshana. Namíbia.

Iyengar, K., Yadav, R.& Sen, S.(2012) *Consequences of Maternal Complications in*

A vida das mulheres no primeiro ano pós-parto: Um estudo de coorte prospetivo Artigo 30(2)

p226-240.

Jat,T., Nawi, N & Sebastian, M.S(2011) *Factors affecting the use of maternal health services in Madhya Pradesh state of India: A multilevel analysis International Journal of Equity in Health.*

Disponível em *http://www.equityealth.com/fulfilment do requisito para o Diploma Avançado em Educação para a Saúde.*

Kabir, R., Hafiz, T & Khari, A (2013). *Utilização de cuidados pré-natais entre mulheres grávidas de bairros de lata urbanos da cidade de Dhaka, Bangladesh.*Volume 2(2) pp15-19 disponível em www.iosrjournal.org.

Kitui,J., Lewis, S & Davey, G (2013). *Factores que influenciam o local de parto das mulheres no Quénia: uma análise do inquérito demográfico e de saúde do Quénia, 2008/2009.*Volume 13/2013 disponível em http://www.biomedcentral.com/1471-2393/13/40/prepub.

Kinsey, M.C (2008). Revisão dos Serviços do Sistema Social e de Saúde 2008. Ministério da Saúde e dos Serviços Sociais da Namíbia: *Monitoring Emergency Obstetric Care (Monitorização dos Cuidados Obstétricos de Emergência).* Windhoek. Namíbia.

Kresser, C. (2011) *Natural Childbirth I: O parto em casa é mais perigoso do que o parto no hospital?*

Kroone G. (2014). *Análise da fiabilidade e validade da avaliação de um mentor [online].* Disponível em http//files.eric.ed.gov/full text/EJ1105546.pdf. Acedido em 17ᵗʰ janeiro de 2018.

Kumar.R(2011). Metodologia de investigação - Um guia passo a passo para principiantes. Publicação Sage: Los Angeles.

Kumbani, L., Bjune, G., Chirwa, E., Matala, A., Odland, J. (2013) *Porque é que algumas mulheres não dão à luz numa unidade de saúde: Qualitative study of women's perception of perinatal care from rural Southern Malawi.*www.ncbi.nlm.nih.gov/pmc/articles/pmc 3585850.

Lumpkin, T. W. (2003). *Intercultural communication between Traditional healers and modern health practitioners in Namibia (Comunicação intercultural entre curandeiros tradicionais e profissionais de saúde modernos na Namíbia).* Windhoek. Namíbia.

Magoma, M., Requejo, J., Campbell,O.M., Cousens,S.&Filippi,V. (2010). *Elevada cobertura de cuidados pré-natais e baixa assistência qualificada num distrito rural da Tanzânia: A case for implementing a birth plan intervention.* Disponível em http://.www.biomecentral.com.

McLaughlin, K., Olst, M. & Whelan, R.(2010). *Salvando a vida das mães na Namíbia.*

Mekonnen. Y, Ayichiluhm e Dejenu G.C (2015). *Prevalência e determinantes do parto domiciliário após a prestação de cuidados pré-natais no distrito de Gozanin.* Noroeste da Etiópia.

Ministério da Saúde e dos Serviços Sociais (2017). Disponível em www.mhss.gov.na/national diretorias/região de Shana.

Ministério da Saúde e dos Serviços Sociais (2014a).*Relatório sobre a prevalência e os factores que contribuem para as mortes maternas e neonatais ocorridas em estabelecimentos de saúde em cinco regiões da Namíbia (Erongo, Hardap, // Karas, Khomas, Omaheke) durante 2010-2012.*Windhoek. Namíbia.

Ministério da Saúde e dos Serviços Sociais (2014b).*Relatório sobre as Revisões de Mortes Maternas e Neonatais em cinco regiões da Namíbia abril de 2010-março de 2012.*Windhoek. Namíbia.

Ministério da Saúde e dos Serviços Sociais (2014c).*Emergency Obstetric and Newborn Care/ Life Saving Skills and Focused Antenatal Care Participant Manual-2014.*Windhoek. Namíbia.

Ministério da Saúde e dos Serviços Sociais (2012). *Competências para salvar vidas.* Impressão do Governo:

Windhoek.

Ministério da Saúde e dos Serviços Sociais (2011).*Relatório do Inquérito sobre os Factores*

Contribuindo para a mortalidade materna e a prevalência de mortes maternas não registadas

em

Namíbia. Tsumeb: Direção Regional de Saúde de Oshikoto:

Ministério da Saúde e dos Serviços Sociais (2010). *Apresentação da Namíbia sobre a saúde reprodutiva*

Saúde, Serviço de Cuidados de Saúde Materna e Infantil. Seminário para os países africanos

em

China, Pequim, pelo Sr. B.M. Muntenda (Diretor do Programa de Saúde - Saúde Familiar).

Ministério da Saúde e dos Serviços Sociais (2008). *Diretrizes para a Prevenção da Transmissão do VIH de Mãe para Filho.* Windhoek. Namíbia.

Ministério da Saúde e dos Serviços Sociais (2006).*Relatório sobre a avaliação das necessidades de Cuidados Obstétricos de Emergência.* Namíbia: Impressão do Governo.

Montangu, D., Yamey, G., Visconti, A. Harding, A &Yoong, J (2011).*Where do Poor women in Developing Countries Give Birth? A multi country analysis of Demographic and Health Survey Data.* PLoS ONE 6(2): e 17155 doi: 10.1371/journal.pne 01017155.

Mrisho.M. (2009). *A utilização de cuidados pré-natais e pós-natais: Perspetivas e experiências das mulheres e dos prestadores de cuidados de saúde nas zonas rurais do sul da Tanzânia.* Dar es Salaam. Tanzânia.

Mugweni, E, Ehels, V.J.& Roos, J H. (200*). Factores que contribuem para a baixa taxa de partos institucionais no distrito de Marondera, no Zimbábue.* Departamento de Estudos de Saúde. Universidade da África do Sul.

Mutseyelwa, T.L. (2015) *Na Namíbia, alcançar as comunidades rurais com boas práticas de saúde.* UNICEF. Windhoek. Namíbia.

Mulama, L.,(2015) *Análise das causas e factores de risco associados às mortes maternas na Namíbia.* Universidade da Namíbia. Windhoek.

Nampala, L. T. & Shigwedha, V.(2006). *Aawambo Kingdoms, History and Cultural change Perpectives from Northern Namibia.* Publicação Schlettwein. Suíça.

Nanang, M. &Atabila, A.(2014) *Factores que predizem o parto em casa entre as mulheres em Bosomtwe, distrito de Atwima-Kwanwoma, no Gana.* Volume 4(3) Página 287-291.

National Health Survey of United Kingdom (2015).Disponível em Teenage pregnancy support. www.nhs.uk.conditions/pregnancy and baby/ pages teenager.pregnantaspx. Revisto em 02/04/2015. .

Ogolla, J.O.(2015). *Factores associados ao parto domiciliário no país de West Pokot, no Quénia.* Disponível em www.hindawi.com/journals/aph/2015/493184. Acedido em 10th outubro 2016.

Orabaton, M.F.(2014) *Factores que influenciam a seleção do parto sem ninguém presente no Norte da Nigéria: Implicação para políticas e programas.* Publicado online a 31 de janeiro de 2014.

Otto,E.(2015).Complicações da gravidez na adolescência. Disponível em www.livesstrong.com/article/96985Accessed 16 de novembro de 2015.

Owoyokun K. E. & Dairo.M..D. (2010) *Factores que afectam a utilização dos serviços de cuidados pré-natais em Ibadan, Nigéria.*Volume 12. No.1. Departamento de Epidemiologia e Estatística Médica.

Owino, B. (2002). *The use of Maternal Health Care Services: Socio-economic and demographic factors.*

Owusu-Danso, J. (2007). *Factores que contribuem para a baixa utilização dos serviços de saúde materna em Kumasi.* Ghana: Universidade Kwame Nkrumah Sellers, P.M. (2003). *Midwifery: Text and Reference Book for Midwives in Southern Africa.* Volume II: Creda Communication.

Sharad,O., Bishnu, C., Binjwala, S., Narayan, S., Gajananda, P.,& Alexandra, K. (2014). *Perceção dos utentes e dos prestadores de cuidados de saúde sobre as barreiras à utilização de cuidados de parto qualificados no centro e extremo oeste do Nepal: Qualitative study*. Recebido em 8 de abril de 2014, Revisto em 20 de julho de 2014, Aceite em 21 de julho de 2014. Publicado em 11 de agosto de 2014.

Shirungu, M.(2010). *Factores culturais e sociais com impacto no Programa de Prevenção da Transmissão Materno-Infantil (PTV) do VIH na Namíbia: A case study of the Kavango Region.* Universidade de Western Cape.

Sialubanje, C., Massar, K. Hamer.D.H. & Reuter, A.C.R.(2015). *Razões para o parto domiciliário e utilização de parteiras tradicionais na Zâmbia rural: estudo qualitativo.* Recebido em 18 de dezembro de 2014, Aceite em 07 de setembro de 2015. Publicado em 11 de setembro de 2015.

Sialubanje, C., Massar, K &Marit, S.G (2015). *Melhorar o acesso a serviços de parto em instalações especializadas: A crença das mulheres sobre facilitadores e barreiras à utilização de casas de espera de maternidade na Zâmbia rural.* Artigo 12(61) DOI 10.1186/S2978-015- 0051-6.

Siziya, S., Adamson. S, Emmanuel, R. (2009). *Factores sócio-económicos associados ao parto assistido pelo tradicional no Iraque.* Publicado em linha 2009 abril 2. 9.7.

Polit, D. F. & Beck, C.T. (2010) Essencial da Investigação em Enfermagem Sétima Edição: *Appraising Evidence for Nursing Practice.* Wolths Kluwer/ Lippincot William & Wilkins the Point, 75 Clinton Street. Saratoga Spings: Estados Unidos da América.

Rahman, M., Tarafder. T. I. & Mostofa, G.(2008). *Modes of Delivery Assistance in Bangladesh.* Recebido em 28 de abril de 2008, Revisto em 9 de setembro de 2008, Aceite em 10 de setembro de 2008.

Ripple-Africa 2012-2017 *UK Organização sem fins lucrativos do Reino Unido no MalawiInformações **gerais** sobre os cuidados de saúde no Malawi.* Disponível em www.rippleafrica.org/healthcare-in- malawi-in-africa.

Tey. N & Lai, S. (2013). *Correlatos e Barreiras à utilização dos Serviços de Saúde para o Parto no Sul da Ásia e na África Subsariana.*Volume de 2013. Recebido em 9 de agosto de 2013, Aceite em 13 de setembro de 2013.

Tsegay, Y., Gebrehiwot, T, Goicolea, I., Edin, K, Lemma, H., Sebastian. M.S. (2013). *Determinantes da utilização de cuidados pré-natais e de parto na região de Tigray, Etiópia: um estudo transversal.*

Fundo das Nações Unidas para a Infância (2014). *Namíbia 2014 Plano de Operação do País Resumo Executivo.* Plano de Emergência do Presidente dos Estados Unidos para a Ajuda à SIDA.

Fundo das Nações Unidas para a População (2015). *Parteiras ajudam a reduzir a taxa de mortalidade materna no Afeganistão.*

Universidade da Califórnia, São Francisco (2014).*Strategies to increase health facilities deliveries:* Três estudos. UCSP, Ciências da Saúde Global, Grupo de Saúde Global. Ucsf.edu/global health-group. São Francisco. Estados Unidos da América.

Universidade da Namíbia (2011). *Introdução à Epidemiologia: Desenhos de Estudos Epidemiológicos.* Impressoras da Universidade da Namíbia: Windhoek.

Universidade de Missouri, St. Louis (sem data). População e amostragem. Disponível em

www.umls.edu/~liguists/sample.htl. Acedido em 27 de outubro de 2017.

Warren, C & Mwangi, A.(2008). *Taking Crirtical Services to the Home: Scalling -up. Cuidados maternos e pós-natais ao domicílio, incluindo planeamento familiar através de parteiras comunitárias no Quénia.* USAID. Population Council Frontiers in Reproductive Health (Conselho da População Fronteiras na Saúde Reprodutiva).

Organização Mundial de Saúde (2002).*Promoting Effective Perinatal Care: Essential Ante natal, Perinatal and Post partum care.* Módulos de formação. OMS: Escritório Regional para a Europa.

Organização Mundial de Saúde (2013). *A União Europeia apoia a redução da mortalidade materna e infantil na Namíbia.* Newton Street. Windhoek. Namíbia.

Organização Mundial de Saúde (2014a).Ficha Informativa sobre *Mortalidade Materna* n.º 348 Actualizada em maio de 2014.

Organização Mundial da Saúde (2014b). *Tendências da mortalidade materna de 1990 a 2013.* Estimativas da OMS, UNICEF, UNFPA, Banco Mundial e Divisão de População das Nações Unidas.

Organização Mundial de Saúde (2014c).*Opportunities for Africa's Newborn* por Charlotte Warren.

Organização Mundial de Saúde (2014d).*Huge poor-rich inequalities in Maternity care: Um estudo comparativo internacional dos cuidados materno-infantis nos países em desenvolvimento.*

Organização Mundial da Saúde (2015a). *Casas de espera para maternidade na Namíbia: esperança para o futuro.* Windhoek: Namíbia.

Organização Mundial de Saúde (2015b). *Safe delivery- Charting change- Canadian geographic.*Availableatidrc.canadiangeographic.ca/blog/improving-maternal-child-care-uganda.asp.

Organização Mundial da Saúde (2016).*Organização Mundial da Saúde*: *Objetivo de desenvolvimento sustentável:* Saúde. www.who.int/topics/sustainable development goal/target/en.

Indicadores da Cimeira Mundial para a Infância, Indonésia (2002-2003*). Saúde Materna, Capítulo 11. Página de citação.*

Van der Walt, C & Rensburg, G. (2010).*Fundamentos da Metodologia de Investigação para a Saúde*

Profissionais de saúde. Segunda Ed. Juta . Cidade do Cabo.

Van Dyk, A. (1997). *Uma História da Enfermagem na Namíbia.*Gamsberg Macmillan Publishers. Windhoek.

Yasir, R. (2010). *A grande multiparidade ainda é um risco obstétrico para os países em desenvolvimento: Canal Médico de Ginecologia e Obstetrícia.* Volume 16(2).Pakinstan: Karachi.

Zaba,B., Calvert, C., Marston, M., Isingo, R., Nakayingi-M., Lutalo, T. (2013). *Efeito da infeção pelo VIH na mortalidade relacionada com a gravidez na África Subsariana: Secondary analyses of pooled community based data from the network for analyzing longitudinal population based HIV/AIDS data on Africa (ALPHA).*Volume 381 No. 9879.p.1763-1771.

Zanawe, C, BandaM., and Dube, A.,(2015).*The effect of Mass media campaign on men's participation in maternal health: cross-sectional study in Malawi.* Malawi Med J,Volume12:31.

Apêndices

Apêndice 1: Questionário final para a recolha de dados

Anexo A: QUESTIONÁRIO Nota de capa/Folha de informação

Caro inquirido,

RE: INVESTIGAÇÃO DA NÃO UTILIZAÇÃO DE SERVIÇOS DE ENTREGA DE CRIANÇAS ENTRE MULTIPAROS E GRANDES MULTIPAROS NO HOSPITAL INTERMÉDIO DE OSHAKATI E EM CENTROS DE SAÚDE PRÓXIMOS, REGIÃO DE OSHANA, NAMÍBIA

O meu nome é Helena Hidengwa; sou estudante de Mestrado em Saúde Pública (MPH) na Universidade da Namíbia. A fim de cumprir os requisitos para o grau acima mencionado, tenho de apresentar uma tese de investigação completa à Universidade.

O objetivo do estudo é investigar a não utilização dos serviços de parto no Hospital Intermédio de Oshakati e nos centros de saúde mais próximos do Ministério da Saúde e dos Serviços Sociais.

Os dados ajudar-me-ão a compreender esta prática e a fornecer recomendações às políticas e aos decisores do Ministério da Saúde e dos Serviços Sociais. A participação é voluntária; no entanto, encorajamo-lo a partilhar informações tanto quanto possível. Todas as informações serão tratadas de forma confidencial, garantindo o anonimato, uma vez que o seu nome não será escrito em nenhuma parte deste formulário. No entanto, é livre de, em qualquer altura, decidir retirar o seu consentimento e participação no estudo sem qualquer prejuízo.

A autorização para a realização do estudo foi concedida pela Universidade da Namíbia e pelo Ministério da Saúde e dos Serviços Sociais.

Em caso de dúvidas ou questões, não hesite em contactar o investigador através dos números de contacto: 0812624545 ou 065 2233019 ou e-mail: hidengwah@gmail.com.

Obrigado por participar neste estudo. O seu contributo será muito apreciado.

Anexo B

Formulário de consentimento

Foi selecionado para participar num estudo da Sra. Helena Hidengwa, estudante número 8803730, que está a fazer um mestrado em Saúde Pública na Universidade da Namíbia.

O título do estudo é:

COMPARAÇÃO DOS FACTORES ASSOCIADOS À UTILIZAÇÃO E À NÃO UTILIZAÇÃO UTILIZAÇÃO DE SERVIÇOS DE PARTO ENTRE MULHERES MULTÍPARAS E GRÃ-MULTÍPARAS NO HOSPITAL INTERMÉDIO DE OSHAKATI E CENTROS DE SAÚDE PRÓXIMOS, REGIÃO DE OSHANA

Este estudo foi-me descrito numa linguagem que compreendo e concordo livre e voluntariamente em participar. Compreendo que a minha identidade não será revelada e que o consentimento que vou dar será mantido confidencial. Posso optar por desistir ou não responder a perguntas específicas deste estudo sem dar uma razão em qualquer altura e isso não me afectará negativamente de forma alguma.

Assinatura do participante   Data da assinatura

Assinatura do entrevistador   Data da entrevista

APÊNDICE 1:

Este questionário trata do: **INVESTIGAÇÃO DA NÃO UTILIZAÇÃO DE SERVIÇOS DE PARTO ENTRE MULHERES MULTÍPARAS E GRANDES MULTÍPARAS NO HOSPITAL INTERMÉDIO DE OSHAKATI E EM CENTROS DE SAÚDE PRÓXIMOS, REGIÃO DE OSHANA, NAMÍBIA.**

A sua confidencialidade

Ao preencher o questionário, as suas respostas são completamente anónimas.

Por favor, responda às perguntas livremente, pois não há respostas certas ou erradas. Estou interessado nas suas opiniões. Todas as informações fornecidas serão tratadas com a mais estrita confidencialidade.

SECÇÃO A1. INFORMAÇÕES SÓCIO-DEMOGRÁFICAS

Serial number	
1. How old are you?	
2. Education (i) No formal education and not able to read and /or write	
(ii) No formal education but able to read and/or write	
(iii) Had received formal education	
If Yes in (Q2 iii) what grade/education did you complete or achieve?	
3. Religion Christian	
Non- Christian	
Other (specify)	
4. Marital status	
Never married	
Married with certificate	
Married traditionally	

Divorced/Separated		
Cohabitating		
Widow		
5. Ethnicity/Language	Oshiwambo speaking	
	Other(Specify)	

6.Occupation

None		Clerk		Businesswoman	
Professional/ Technical/ Managerial		Agricultural		Skilled manual	
Unskilled manual		Other(Specify			

7.Place of residence		
7.1.Region		
7.2.Location	7.2.1Village	
	7.2.2Shack dwellers	
	7.2.3Town	

A2. 8. IDENTIFICATION

8.1.Name/Code of H/Facility		8.5.Reason for visiting/staying in H/Facility	
8.2. Hosp.No. of Respondent		8.6.Service/ H/Facility participant visited/stayed in	
8.3.Region H/Facility is located		8.7.Village/Town H/Facility is located	
8.4.Data of collection			

9.1. Last (recent) delivery?

9.2 What was the year of the last (recent) delivery?

9.3 What is the birth order of the last (recent) delivery?

9.4 Where did you deliver the last (recent) baby?

9.5(a) Health facility☐ 9.5 (b) On way to health facility☐ 9.5(c) Home☐   9.5. (d) If other Specify ☐

9.6 If (a) or (b) in Q9.5, how did you come to the health facility?

    9.6. a) On foot ☐   9.6. b) By bicycle ☐   9.6. c) Donkey cart ☐

    9.6. d) Car ☐   9.6. e) Other (Specify) ☐

9.7 What was the fetal outcome of the last (recent) pregnancy/delivery?

9.8a) Abortion ☐ 9.8(b) Terminated ☐ 9.8(c) Live birth ☐ 9.8(d) Fresh Stillbirth☐ 9.8(e) Macerated/Neonatal death ☐

10. Maternal related outcome of the last (recent) delivery

10.9.1 Type of delivery

10.9.2 Number of ANC visits

10.9. 3Attendant of delivery

11. 10 Previous pregnancies/deliveries

11.10.1 How many previous pregnancies excluding the last (recent) did you have? ☐

11.10.2 How many previous deliveries excluding the last (recent) did you have? ☐

11.10.3 Participants previous pregnancies excluding the last (recent) one? ☐

Deliveries	1st	2nd	3rd	4th	5th	6th	7th	8th	9th
11.10.3.1.Type of delivery									
11.10.3.2 Place of delivery									
11.10.3.3 Maternal Health outcome after delivery									
11.10.3.4 Outcome of baby									
11.10.3.5 No. of ANC visits									
11.10.3.6 Who assisted in the deliveries?									

SECTIO.B. FACTORS/REASONS FOR HOME DELIVERIES BY MULTIPAROUS WOMEN WHO CAME FOR POST NATAL/ CHILD HEALTH CARE.

12. Where did the following people want you to deliver your last child?

12.5.1 Partner/ husband

12.5.1(a)At home		12.5.1(c)Had no preference/Did not care	
12.5.1 (b)Health facility		12.5.1(d) I did not know	

12.5.2 Friends/neighbours

12.5.2 (a)At home		12.5.2 (c)Had no preference/Did not care	
12.5.2(b)Health facility		12.5.2 (d) I did not know	

12.5.3 Relatives

12.5.3 (a)At home		12.5.3 (c)Had no preference/Did not care	
12.5.3 (b)Health facility		12.5.3 (d) I did not know	

SECTION D. FACTORS/REASONS FOR HOME DELIVERIES BY MULTIPAROUS WOMEN WHO CAME FOR POST NATAL/ CHILD HEALTH CARE.

13. Where did your partner/ husband want you to deliver your last child?

(a) At home ☐   (b)Health facility ☐   (c) Had no preference /Did not care ☐

d) I did not know ☐ (e) It is taboo ☐   (f) Not applicable ☐

14. Where would your friends/neighbours have liked you to deliver your last child?

(a) At home ☐   (b)Health facility ☐ (c) Had no preference/Did not care ☐

(d) I did not know ☐   (e) It is a taboo ☐   (f)Not applicable ☐

15. Where would your relatives have liked you to deliver your last child?

a) At home ☐ (b) Health facility ☐   (c) Had no preference/Did not care ☐

(d) I did not know ☐ (e) It is a taboo ☐ (e) Not applicable ☐

**SERVIÇOS PRESTADOS POR MULHERES MULTÍPARAS QUE VIERAM PARA
RECEBER CUIDADOS DE SAÚDE PÓS-NATAL/INFANTIL.**

16. **Na sua opinião, que tipo de melhorias deveriam ser introduzidas para convencer as
mulheres e a sociedade a dar à luz nas unidades de saúde?**

No.	Response	Yes	No
16.a	Maternal services should made available at community level		
16.b	Accommodation, transport, hospital should be free of charge		
16.c	Health workers should be friendly		
16.d	Health workers should be trustworthy		
16.e	Health workers should be supportive		
16.f.	Health workers should be non-judgmental		
16.g	Bad outcome i.e. deaths, complications towards mother and baby in health facilities should be improved		
16.h	Male should not work at maternity wards		
16.i	Privacy/exposure to others should improve and maintained		
16.j	Delivery positions should be modified other than dorsal position		
16.k	Other(Specify)		

Anexo 2: Carta de aprovação da UNAM para a realização do estudo

UNIVERSITY OF NAMIBIA

Private Bag 13301, 340 Mandume Ndemufayo Avenue, Pionierspark, Windhoek, Namibia

Enquiries: Dr. H. J. Amukugo
Private Bag 13301
Mandume Ndemufayo
Windhoek

Tel. No. 061 206 3111
Fax no. 061
e-mail: hamukugo@unam.na

All correspondence must be addressed to the Office of the Associate Dean

LETTER OF PERMISSION-
POST GRADUATE STUDENTS

Date: 30 September 2013

Student Name: Ms Helena Nkengwu
Student number: 8803730

Dear Student

The post graduate studies committee has approved your research proposal.

INVESTIGATION OF FACTORS ASSOCIATED WITH NON-UTILIZATION OF CHILD DELIVERY SERVICES AMONG MULTIPAROUS AND GRAND MULTIPAROUS WOMEN AT OSHAKATI INTERMEDIATE HOSPITAL AND NEARBY HEALTH CENTRES, OSHANA REGION NAMIBIA

It may be required that you need to apply for additional permission to utilize your target population. If so, please submit this letter to the relevant organizations involved. It is stressed that you should not proceed with data collection and fieldwork before you have received this letter and got permission from the other institutions to conduct the study. It may also be expected that these organizations may require additional information from you.

Please contact your supervisors on a regular basis.

Deputy Associate Dean (School of Nursing)

Anexo 3: Carta de aprovação do MOHSS para a realização do estudo

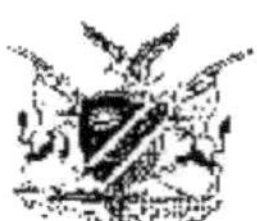

REPUBLIC OF NAMIBIA

Ministry of Health and Social Services

Private Bag 13198	Ministerial Building	Tel: 061 203 2125
Windhoek	Harvey Street	Fax: 061 – 222558
Namibia	Windhoek	E-mail: msmasiku@mhss.gov.na

OFFICE OF THE PERMANENT SECRETARY

Ref: 17/3/3
Enquiries: Mr. M. Simasiku

Date: 19th August 2015

Ms. Helena Hidengwa
P.O. Box 444
Oshakati
Namibia

Dear Ms. Hidengwa

Re: Investigation of non-utilization of child delivery services among Multiparous and Grand Multiparous women at Intermediate Hospital Oshakati and nearby Health Centres, Oshana region.

1. Reference is made to your application to conduct the above-mentioned study.

2. The proposal has been evaluated and found to have merit.

3. **Kindly be informed that permission to conduct the study has been granted under the following conditions:**

3.1 The data to be collected must only be used for academic purpose;

3.2 No other data should be collected other than the data stated in the proposal;

3.3 Stipulated ethical considerations in the protocol related to the protection of Human Subjects

should be observed and adhered to, any violation thereof will lead to termination of the study at

any stage;

3.4 A quarterly report to be submitted to the Ministry's Research Unit;

3.5 Preliminary findings to be submitted upon completion of the study;

3.6 Final report to be submitted upon completion of the study;

3.7 Separate permission should be sought from the Ministry for the publication of the findings.

Yours sincerely,

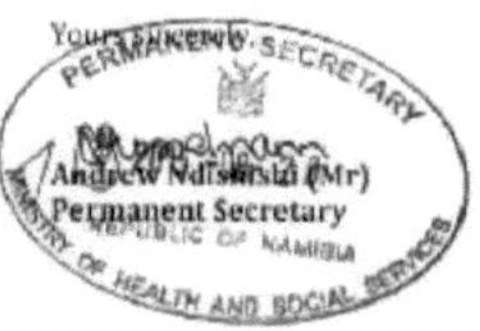

Andrew Ndishishi (Mr)
Permanent Secretary

"Health for All"

122